住院患者静脉血栓栓塞症
防治管理与工作常规

主编 韩此林 王 睿 李汝红 王文举

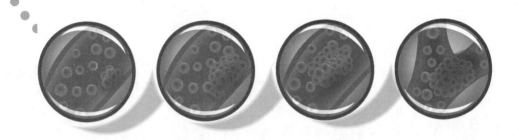

辽宁科学技术出版社
LIAONING SCIENCE AND TECHNOLOGY PUBLISHING HOUSE

拂石医典
FU SHI MEDBOOK

图书在版编目（CIP）数据

住院患者静脉血栓栓塞症防治管理与工作常规 / 韩此林等主编 . — 沈阳：辽宁科学技术出版社 , 2023.2
ISBN 978-7-5591-2889-8

Ⅰ . ①住… Ⅱ . ①韩… Ⅲ . ①静脉疾病—血栓栓塞—防治 Ⅳ . ① R543.6

中国国家版本馆 CIP 数据核字 (2023) 第 024388 号

出版发行：辽宁科学技术出版社

北京拂石医典图书有限公司

地址：北京海淀区车公庄西路华通大厦 B 座 15 层

联系电话：010-57262361/024-23284376

E - m a i l : fushimedbook@163.com

印 刷 者 : 汇昌印刷（天津）有限公司

经 销 者 : 各地新华书店

幅面尺寸：170mm×240mm

字　　数：211 千字

印　　张：15.5

出版时间：2023 年 2 月第 1 版

印刷时间：2023 年 2 月第 1 次印刷

责任编辑：陈　颖

责任校对：梁晓洁

封面设计：潇　潇

封面制作：潇　潇

版式设计：天地鹏博

责任印制：丁　艾

如有质量问题，请速与印务部联系

联系电话：010-57262361

定　　价：68.00 元

— 编委会名单 —

— 前 言 —

静脉血栓栓塞症（venous thromboembolism，VTE）包括肺动脉栓塞（简称肺栓塞，pulmonary embolism，PE）和深静脉血栓形成（deep vein thrombosis，DVT）两种临床表现形式。医院内肺栓塞和深静脉血栓形成与患者住院的病情、手术等治疗措施以及患者自身危险因素（如卧床、高龄、肥胖或其他合并疾病）有关，是住院患者常见的疾病，也是医院内非预期死亡的重要原因，严重危害人民的健康。院内发生的 VTE 已成为医院管理者和临床医护人员面临的严峻问题。临床上诸多科室的患者均存在 VTE 风险，其发病隐匿，临床症状不典型，容易误诊、漏诊，一旦发生，致死率和致残率高。而 VTE 是一种可预防的疾病，积极有效的预防可以显著降低其发生率，规范的诊断与治疗可以显著降低其病死率。

昆明市延安医院肺栓塞和深静脉血栓形成防治管理委员会于 2018 年建立，下设 VTE 防治管理办公室、VTE 多学科协作诊疗团队和 VTE 快速反应团队，实行院 – 科两级综合防治与管理，旨在通过有效的风险评估手段、适宜的预防方法和策略、规范的诊断和治疗措施降低 VTE 导致的医疗风险和疾病负担，提高医疗质量，保障患者安全。为进一步普及肺栓塞 – 深静脉血栓形成的防治知识，提高医务人员对肺栓塞和深静脉血栓形成的防治意识和能力，院内 VTE 防治管理委员会防治管理办公室编制了《静脉血栓栓塞症（VTE）防治工作手册》供各临床科室参考。随着院内 VTE 防治工作的深入推进、相关专业指南更新，院内 VTE 防治管理委员会防治管理办公室结合医院实际情况，在《工作手册》的基础上，组织临床科室专家编写了《住院患者静脉血栓栓塞症防治管理与工作常规》一书。本书主要参考了《全国肺栓塞和深静脉血栓形成防治能力建设项目三级医院中心建设标准（2021 版）》

《全国肺栓塞和深静脉血栓形成防治能力建设项目工作手册》以及国内外最新相关指南，同时，还纳入了各个高危科室结合自身专业特点所制订的专科防治方案，内容翔实且操作性强，相信一定能为各科室及临床医务人员 VTE 日常防治与管理工作提供有力帮助。

由于编者时间和水平有限，书中尚有不足之处，恳请广大读者提出宝贵建议和意见。

— 目录 —

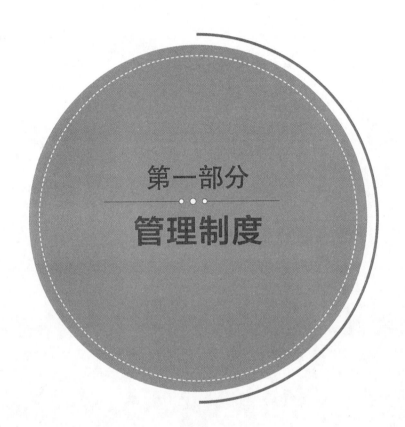

第一部分

管理制度

第一章

医院肺栓塞和深静脉血栓形成防治中心建设实施方案

为进一步推动院内肺栓塞和深静脉血栓形成（以下简称 VTE）防治管理工作，建立长久可行、高效顺畅的工作协调机制，提高 VTE 防治工作成效，减少 VTE 导致的不良结局和疾病负担，保障医疗质量和患者安全，特制定本工作方案。

一、组织机构与职责

（一）院内 VTE 防治管理委员会

【人员组成】

由院长、书记担任主任委员；由分管医疗和护理的副院长担任副主任委员；相关职能科室、临床科室、医技科室负责人为成员。人员名单如下：

主任委员：院长 李 ×× 、书记 何 ××

副主任委员：副院长 王 ×× 、副院长 金 ××

成员：医务部 韩 ×× 、护理部 黄 ×× 、信息科 陆 ×× 、药学部 梁 ×× 、病案科 刘 ××

【工作职责】

1. 全面统筹和负责医院内 VTE 防治工作，做好组织协调工作，为院内 VTE 防治工作提供人力、经费、物资保障。

2.制定院内 VTE 防治管理的规章制度、工作规范、防治流程、考核标准等，根据院内工作实际和防治指南定期修订制度。

3.研究并确定每年度院内 VTE 防治的工作重点和工作计划，并对计划的实施进行考核和评价。

4.建立院内 VTE 应急预案和绿色通道救治流程，成立院内 VTE 快速反应团队，明确团队成员和具体的职责分工。

5.定期组织召开院内 VTE 防治管理工作例会，分析评价 VTE 防治工作运行状况，总结梳理存在的问题，持续改进 VTE 防治工作的规范性，提高防治成效。

6.加强 VTE 防治相关科研管理，组织开展院内 VTE 方面的科研工作。

7.决定院内 VTE 防治管理的其他重要事宜。

（二）院内 VTE 防治管理办公室

院内 VTE 防治管理委员会下设 VTE 防治管理办公室，是医院 VTE 防治工作的具体执行部门，接受管理委员会的直接领导，负责相关工作的具体执行与日常运行。

【人员组成】

主任：副院长 王××、副院长 金××

副主任：医务部 韩××、护理部 黄××、信息科 陆××、病案科 刘××

成员：医务部、护理部、信息科、病案科及相关临床、医技科室的工作人员。

秘书：医务部 王××、护理部 李××

【工作职责】

1.负责院内 VTE 防治工作的具体执行和日常运行管理。

2.落实院内 VTE 防治的各项管理制度和工作规范，对全院各科室 VTE 防治管理工作进行监督和指导。

3. 定期开展院内 VTE 防治质量控制，开展数据指标监测与评价，分析存在的问题，提出改进措施并指导实施。

4. 组织开展医院相关性 VTE 典型病例、VTE 相关死亡病例的分析讨论，进行根因分析，持续整改不足。

5. 对医务人员进行院内 VTE 防治培训及考核，包括行政管理员和医、护、技人员的培训等。

（三）院内 VTE 多学科联合诊疗团队

【人员组成】

院内 VTE 多学科联合诊疗团队由相关临床、医技科室的医疗专家组成，实行三级专家团队管理模式。组长由 VTE 防治牵头科室的科主任或副主任领衔，成员由相关科室医疗 / 护理组长及以上级别的医师 / 技师 / 护士组成，实行 A、B 角方式，轮流负责，缺席替补。

1. 首席专家组团队

组长：血管外科 陈 ××、呼吸科 王 ××

成员：骨科 熊 ××、产科 靳 ××、肿瘤科 张 ××、重症医学科 朱 ××、急诊科 王 ××、心内科 光 ××、心外科 李 ××、全科医学 杨 ××、超声医学科 丁 ××、检验科 高 ××、放射影像科 刘 ××

2. 核心专家组团队

组长：血管外科 刘 ××、呼吸科 梁 ××

成员：骨科 李 ××、产科 王 ××、肿瘤科 邓 ××、重症医学科 曲 ××、急诊科 郝 ××、心内科 尹 ××、心外科 李 ××、全科医学科 王 ××、超声医学科 陈 ××、检验科 曹 ××、放射影像科 刘 ××

3. 骨干专家组团队

组长：血管外科 张 ××、呼吸科 姜 ××

成员：骨科 张 ××、产科 孟 ××、肿瘤科 石 ××、重症医学科 杨 ××、急诊科 顾 ××、心内科 薛 ××、心外科 韦 ××、全科医学科 孟

××、超声医学科 王××、检验科 彭××、放射医学科 王××

【工作职责】

1. 负责统筹院内 VTE 多学科联合诊疗的工作。协助院内 VTE 防治管理办公室制定和完善 VTE 联合诊疗工作制度、工作计划、院内临床诊疗规范及整体诊疗方案等。

2. 参照指南并结合医院实际，协助院内 VTE 防治管理办公室制定和及时更新综合有效的《院内 VTE 预防与诊疗方案》。

3. 负责 VTE 患者、VTE 中高风险患者的多学科会诊、评估、诊断和治疗方案的制定。

4. 负责 VTE 危重症、疑难病例的多学科会诊，定期开展 VTE 危重、疑难病例分析会，及时总结诊疗经验。

5. 受院内 VTE 防治管理办公室的委托，开展全院培训与学术研讨，提升院内医务人员知识和技能水平。

6. 参与院内 VTE 防治的其他工作。

（四）院内 VTE 快速反应团队

建立院内 VTE 快速反应团队，由 24 小时排班的一线医疗救治组及 24 小时备班（A/B 角）的二线医疗专家组构成，为院内急危重 VTE 患者提供快速、规范、有效的诊治，最大限度挽救患者生命。

【人员组成】

一线医疗救治组：由急诊科、呼吸科、血管外科、重症医学科、心内科、心外科、超声科、放射影像科、心电图、介入室总住院医师 / 当天值班医师组成。

二线医疗专家组：由急诊科、呼吸科、血管外科、心内科、心外科、骨科、产科、全科医学科、介入室、放射影像科、超声医学科、检验科、心电图室、药学部等科室的高年资中级以上职称的医师组成。

【工作职责】

1. VTE 快速反应团队成员应熟练掌握抗凝与溶栓治疗的适应证、禁忌证与具体使用方法，能够根据指南推荐意见，规范使用抗凝与溶栓药物。

2. 在医院医务人员发现患者出现 VTE 病情变化征兆时，能立即联系到快速反应团队，迅速处理，防止患者病情进一步恶化。

3. 能够迅速开展 PE 和 DVT 的介入和手术治疗。

（五）院内 VTE 高危科室

VTE 高危科室在 VTE 干预和诊疗过程中起着举足轻重的作用，是院内 VTE 防治成败的关键。根据专科特点和工作实际，现明确以下科室为院内 VTE 高危科室：

外科系：血管外科、骨科、普外科、妇科、产科、神经外科、心外科、胸外科、泌尿外科、重症医学科、疼痛科。

内科系：急诊科、呼吸科、肿瘤科、肾内科、康复科、神经内科、心内科、全科医学科、消化科。

（六）科室 VTE 防治管理小组

实行全院参与 VTE 防治管理模式。临床科室是医院内 VTE 防治工作的实际执行和最重要场所。VTE 防治涉及每个临床科室，要求院内所有医务人员应积极、主动、规范参与 VTE 防治。

各临床科室应成立科室 VTE 防治管理小组。人员组成包括科室主任、医疗组长、护士长及 VTE 医疗和护理专管员。

【人员组成】

科主任、护士长

医疗组长

VTE 医疗专管员：1 名医师

VTE 护理专管员：1 名护士

科室全体医、护、技人员

【工作职责】

1. 科主任为科室内 VTE 防治管理第一责任人，负有管理责任。在医院 VTE 防治管理委员会、VTE 防治管理办公室的领导下开展科室 VTE 防治工作。

2. 按照院内 VTE 管理的各项制度和规范，根据专科和疾病特点，制定本科室自己的 VTE 防治管理制度，预防、诊疗实施方案及应急预案。定期修订与更新相关管理文件。

3. 按照防治流程，对所有住院患者开展 VTE 风险评估、出血风险评估，及时、规范检查，对 VTE 中高危患者给予机械预防和（或）药物预防，严防血栓形成。对 VTE 确诊患者给予积极治疗，严防致死性肺栓塞、严重不良结局 DVT 发生。

4. 开展科室内部 VTE 防治质量评估与报告，分析 VTE 防治相关指标运行状况、取得的工作成效和存在的问题，总结经验并持续改进。

5. 开展科室内部 VTE 防治知识和技能培训，有培训制度和计划。提高全科人员 VTE 防治意识与诊疗技术水平。开展新入科人员培训与考核，促进科室 VTE 防治同质化水平。

6. 开展科室患者健康宣教，从护理、医疗不同角度，采取多途径、多方式开展 VTE 相关知识健康教育，提高患者知晓率，鼓励患者主动参与防治。

7. 科室 VTE 医疗专管员和护理专管员负责监督本科室院内 VTE 规范防治的落实情况。加强与院内 VTE 防治管理办公室的沟通和反馈，及时发现问题或不足，不断优化流程，提出改进措施，督促科室内部落实改进。

8. 协助其他科室完成院内 VTE 防治的诊疗过程。

9. 参与院内 VTE 防治的其他工作。

二、院内 VTE 防治管理成员架构图

见图 1–1。

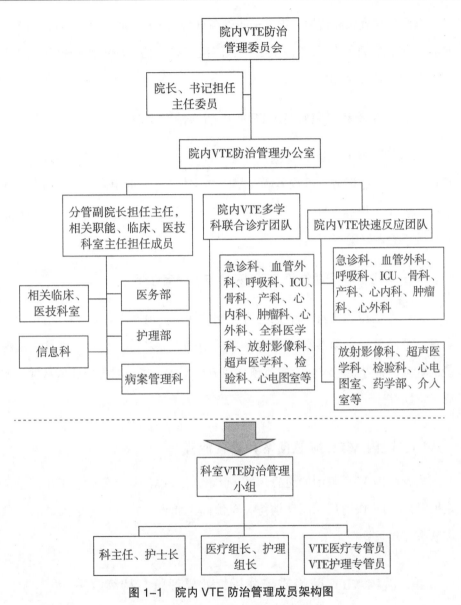

图 1-1　院内 VTE 防治管理成员架构图

三、院内 VTE 评估、诊断、预防与治疗流程

（一）完善和定期修订院内 VTE 预防与诊疗规范

根据最新指南、专家共识及诊疗规范等要求制作口袋书，并及时更新内

容，方便医师查阅和使用，重点是明确高危科室 VTE 预防与诊疗具体措施，加强精细化管理，为患者提供及时、规范、有效的预防或干预措施，提高 VTE 院内防治的工作成效。

（二）完善和定期修订 VTE 院内防治护理手册

结合护理专业标准和规范，细化 VTE 护理工作流程，明确护理工作的重点内容、重点环节、重点人群，制作口袋书，并及时更新内容，方便护士查阅和使用，提高 VTE 护理评估的准确性、预防措施的实施率，并按要求对出院患者做好随访工作。

（三）完善和定期修订 VTE 院内防治患者手册

向患者宣传、普及 VTE 的危害和相关知识，提高患者对 VTE 的认识和了解，鼓励患者主动参与到 VTE 的预防中来。尤其应加强对中高危住院患者的宣教，指导患者积极、规范预防和治疗 VTE，提高院外用药依从性，按要求定期复诊。

四、院内 VTE 应急预案和处置流程

完善院内 VTE 救治的应急预案，优化 VTE 诊治的绿色通道工作流程，定期开展 VTE 快速反应团队演练，理清岗位职责，并明确每个人员的信息和联系方式。

五、院内 VTE 防治质控分析、效果评价与持续改进

根据年度质量控制与改进实施方案，每月开展 VTE 防治质量分析，评估全院及各个临床科室指标变化趋势，对未达标指标进行分析，提出改进建议和措施，反馈临床并督促临床落实改进措施。

按季度开展 VTE 防治管理工作会，对照质控目标的完成情况，查找工作中存在的不足，深入分析原因，进一步完善工作机制和流程，商讨有效的

解决措施，明确下一步工作重点，做到持续改进，提升成效。定期开展高危科室质量分析会，通过分析质控指标运行趋势，评估高危科室工作开展情况，进行质控纠偏。通过开展典型病例分析会，总结经验和教训，提高医护人员对疑难、复杂病例的诊治能力。

六、会诊与转诊

根据医院诊疗能力，建立适合本地区实际情况的 VTE 转诊和会诊平台。包括开展危重或疑难 VTE 患者的院外会诊，接受下级医院转诊的危重或疑难 VTE 患者，保证患者获得及时、规范、有效的治疗。

七、信息化建设

加强信息化建设，VTE 相关评估量表（VTE 风险评估、出血风险评估和预防措施）达到信息化，评估信息和预防措施接入医院信息系统，便于临床医护人员操作，根据临床需求不断优化信息化功能。

建立院内 VTE 专病数据库，不断完善数据统计和分析功能，满足管理部门监测、评估和管理的工作需要。制定 VTE 信息化和数据库管理的相关规范、使用细则及监督管理制度。设置专职数据管理员，定期开展管理员培训，确保数据的真实、客观、准确。

八、护理管理

护理部成立 VTE 防治专项护理管理小组，各临床科室设立 1 名护理专管员。制定并定期修订院内 VTE 防治护理工作制度、工作手册、工作质量标准、技术操作规范及应急预案等文件。每季度对 VTE 防治相关的护理质量进行评价，进行质量分析与流程改进。定期开展相关制度和规范的培训和考核。

护理程序包括：

1.对患者及家属开展 VTE 防治相关健康教育。

2.建立 VTE 中高危患者与医师的沟通机制并记录。

3.实时掌握住院患者 VTE 风险评估与出血风险评估结果，根据评估结果采取合适的 VTE 防治护理措施。

九、患者管理

（一）住院期间管理

主管医师和护士应对患者进行危险因素、饮食、营养、心理等方面的综合评估。根据 VTE 风险评估、出血风险评估结果，指导中高危患者与家属了解和参与 VTE 认知、评估、预防以及诊疗的整个过程，配合医院开展相关检查和治疗。

（二）出院后管理

主管医师应对 VTE 出院患者提供健康处方，强调出院后用药和复诊的注意事项，并为患者提供预防保健、康复指导等。

（三）随访管理

由主管医师、护士共同负责 VTE 患者的随访工作，护士负责高危患者的随访工作。高危患者出院后 1 个月内开展 1 次随访。确诊患者出院后血栓门诊定期随访。制作统一的患者随访表，规范随访流程，为患者提供相关的健康指导，了解院外用药的情况、有无不良事件等，并为患者复诊提供便利。

十、健康宣教

VTE 诊治相关科室应设置健康教育板报、宣传栏、知识角、知识手册等。护士对入院患者教育、手术患者的术前教育应包含 VTE 防治相关知识。利用电视、网络、微信等多种媒体和途径开展 VTE 防治健康教育。定期举办 VTE 健康知识讲座等活动。开展问卷调查，了解住院患者对 VTE 防治的知晓率与健康宣教效果。

十一、教学与人员培训

分不同人员进行培训：一是针对医院领导、医疗管理与行政部门人员开展培训，每半年 1 次。二是针对全院医务人员、高危科室、新入职人员开展培训，每季度 1 次。三是针对基层医院医务人员开展培训，每季度 1 次。四是针对数据管理人员等专职人员开展培训，每半年 1 次。根据疫情防控形势及具体要求，实行现场培训或线上培训。

培训形式包括学术讲座、业务指导和远程教学等多种方式，不断提升院内 / 基层医务人员对 PE、DVT 的诊疗能力和服务水平，推动区域医疗技术水平的"同质化"。

十二、科学研究

积极开展 VTE 疾病相关的临床研究，承担或参与各种级别的 VTE 相关科研课题。鼓励医护人员撰写 VTE 相关医学论文，在核心期刊等高水平期刊上发表。

第二章

医院肺栓塞和深静脉血栓形成防治中心管理工作例会制度

为进一步加强院内肺栓塞和深静脉血栓形成（以下简称 VTE）防治管理工作，建立 VTE 评估、检查、诊断、预防、治疗与随访一体化模式，完善工作机制，理顺工作流程，加强多学科协作，切实减少 VTE 导致的不良结局和疾病负担，持续改进 VTE 院内防治管理能力，不断提高院内 VTE 防治的工作成效，特制定本管理制度。

一、会议时间

院内 VTE 防治管理联合例会为每季度举行一次，由院内 VTE 防治管理委员会主任召集，决定召开时间。院内 VTE 防治管理办公室主任负责执行，相关成员及秘书负责组织筹办。

二、参加人员

1. 院内 VTE 防治管理委员会主任委员、副主任委员及成员；院内 VTE 防治管理办公室主任、副主任、相关成员及秘书。

2. 高危科室主任、护士长、VTE 医疗专管员和护理专管员。

外科系：血管外科、骨科、普外科、妇科、产科、胸外科、泌尿外科、神经外科、心外科、疼痛科。

内科系：呼吸科、肿瘤科、肾内科、康复科、神经内科、心内科、全科医学科。

3. 院内 VTE 快速反应团队组长及成员。

4. 院内 VTE 多学科联合诊疗团队成员。

5. 院内其他科室：工作例会可根据会议的主题和议题的不同邀请相关专科人员参加。

三、会议内容

1. 院科两级管理需要修订、优化的制度、规范和流程。

2. 院内 VTE 防治质量分析报告：包括工作开展情况及关键医疗指标运行情况。

3. 院内 VTE 防治体系实际工作流程中存在的问题及改进情况。

4. 典型病例分析、多学科联合诊疗病例讨论。

5. 医技、职能科室与临床科室间的配合、协调情况。

6. 质量持续改进的目标、计划和措施。

7. 培训计划及宣教计划。

8. 下一步的工作重点。

9. 辐射能力及科研能力改进情况。

会议由管理委员会主任委员主持，开会前由院内 VTE 防治管理办公室负责准备好相关资料，会议内容中心提前通知所有参会人员，以便做好准备。会议记录由秘书负责记录、整理、保存。

院内 VTE 防治管理办公室

20××年××月××日

医院肺栓塞和深静脉血栓形成防治中心质量控制与改进制度

为规范院内肺栓塞和深静脉血栓形成（以下简称 VTE）的临床诊疗和质控工作，做好住院患者从入院到出院全过程 VTE 评估、检查、诊断、预防与治疗，构建院内 VTE 防治与管理体系，降低 VTE 对患者和医疗的危害，保障医疗质量，需要定期对相关质量指标进行监测和评价，分析存在的问题或不足，以采取措施促进相关质量指标得到改善，从而提高 VTE 防治工作成效，特制定本制度。

一、质控改进目标

按照《全国肺栓塞和深静脉血栓形成防治能力建设项目标准》（以下简称《建设标准》）的要求，通过定期开展 VTE 重点质控指标监测，召开 VTE 质量分析会，针对发现的问题提出可行、有效的改进方法并落实改进，促进相关质控指标改善，推动院内 VTE 防治管理不断改进、工作成效不断提高，达到《建设标准》要求，顺利通过项目认证。

二、质控指标

（一）风险评估和预防类指标

1.VTE 风险评估比率

定义：接受 VTE 风险评估的出院患者例数之和与同期出院患者例数之和的比值。

计算公式：

$$\text{VTE 风险评估比率} = \frac{\text{接受 VTE 风险评估的出院患者总例数}}{\text{同期出院患者总例数}} \times 100\%$$

意义：医护早期识别 VTE 风险患者并进行合理预防可有效降低住院患者 VTE 发生的比例。

评价方法：在所有采集范围内的出院患者中，采集其住院期间于入院后 24 小时内完成《VTE 风险评估量表》、接受 VTE 风险评估的出院患者总例数，通过公式计算得出本指标。

2. 出血风险评估比率

定义：接受出血风险评估的出院患者例数之和与同期 VTE 风险评估为中高危患者例数之和的比值。

计算公式：

$$\text{出血风险评估比率} = \frac{\text{接受出血风险评估的出院患者总例数}}{\text{VTE 风险评估为高危和（或）中危的患者总例数}} \times 100\%$$

意义：医护早期识别出血高风险患者，结合 VTE 风险评估，可指导选择合理预防措施，降低住院患者 VTE 发生的同时避免出血事件的发生。

评价方法：在所有采集范围内的出院患者中，采集其住院期间于入院后 24 小时内完成《出血风险评估表单》、接受出血风险评估的出院患者总例数，通过公式计算得出本指标。

3. VTE 预防措施实施比率

定义：采取 VTE 预防措施的出院患者例数之和与同期 VTE 风险评估为高危和（或）中危的出院患者例数之和的比值。

计算公式：

$$\text{VTE 预防措施实施比率} = \frac{\text{采取 VTE 预防措施的出院患者总例数}}{\text{同期 VTE 风险评估为高危和（或）中危的出院患者总例数}} \times 100\%$$

意义：为患者施行合理的 VTE 预防措施，可以有效降低 VTE 事件发生的概率。

评价方法：在所有采集范围内的 VTE 风险评估为高危和（或）中危的出院患者中，采集其住院期间医嘱中采取了 VTE 预防措施的出院患者总例数，通过公式计算得出本指标。

（二）诊断类指标

1. 住院患者实施静脉超声检查比率

定义：实施静脉超声检查的出院患者例数之和与同期临床评估属中度及高度 VTE 可能的出院患者例数之和的比值。

计算公式：

$$\text{住院患者实施静脉超声检查比率} = \frac{\text{实施静脉超声检查的出院患者总例数}}{\text{临床评估属中度及高度 VTE 可能的出院患者总例数}} \times 100\%$$

意义：静脉超声检查是 VTE 诊断、患者评估及制订治疗方案的重要检查方法之一。

评价方法：在所有采集范围内的临床评估属中度及高度 VTE 可能的出院患者中，采集其住院期间医嘱中实施了静脉超声检查的出院患者总例数，通过公式计算得出本指标。

2. 住院患者实施 D- 二聚体检测比率

定义：实施 D- 二聚体检测的出院患者例数之和与同期临床评估属中度及高度 VTE 可能的出院患者例数之和的比值。

计算公式：

$$住院患者实施 D- 二聚体检测比率 = \frac{实施 D- 二聚体检测的出院患者总例数}{同期临床评估属中度及高度 VTE 可能的出院患者总例数} \times 100\%$$

意义：D- 二聚体检测对于诊断 VTE 的阴性预测值很高，是 VTE 诊断及排除诊断的重要方法之一。对后续治疗效果的评价亦有重要价值。

评价方法：在所有采集范围内的临床评估属中度及高度 VTE 可能的出院患者中，采集其住院期间医嘱中实施了 D- 二聚体检测的出院患者总例数，通过公式计算得出本指标。

3.CTPA 实施比率

定义：实施 CTPA 的出院患者例数之和与同期 PE 临床评估高度可能或血流动力学不稳定的 PE 出院患者例数之和的比值。

计算公式：

$$CTPA 实施比率 = \frac{实施 CTPA 的出院患者总例数}{同期 PE 临床评估高度可能或血流动力学不稳定的 PE 出院患者总例数} \times 100\%$$

意义：CTPA 能清晰显示肺动脉内栓子的形态、范围，判断栓子的新鲜程度等，是确诊 PE 的重要方法之一。

评价方法：在所有采集范围内的 PE 临床评估高度可能或血流动力学不稳定的 PE 出院患者中，采集其住院期间医嘱中实施了 CTPA 的出院患者总例数，通过公式计算得出本指标。

（三）治疗类指标

1. 住院 VTE 患者实施抗凝治疗比率

定义：执行 VTE 抗凝治疗的出院患者例数之和与同期出院确诊 VTE 的出院患者例数之和的比值。

计算公式：

$$\text{住院 VTE 患者实施抗凝治疗比率} = \frac{\text{执行 VTE 抗凝治疗的出院患者总例数}}{\text{同期出院确诊 VTE 的出院患者总例数}} \times 100\%$$

意义：抗凝治疗为肺栓塞基本治疗方法，抗凝治疗可以有效地防止血栓再形成和复发，降低肺栓塞的病死率。

评价方法：在所有采集范围内的病案首页信息包含 VTE 相关诊断的出院患者中，采集其住院期间医嘱中实施了 VTE 抗凝治疗的出院患者总例数，通过公式计算得出本指标。

2. 住院 VTE 患者实施溶栓治疗比率

定义：执行 VTE 溶栓治疗的出院患者例数之和与同期出院确诊 VTE 的出院患者例数之和的比值。

计算公式：

$$\text{住院 VTE 患者实施溶栓治疗比率} = \frac{\text{执行 VTE 溶栓治疗的出院患者总例数}}{\text{同期出院确诊 VTE 的出院患者总例数}} \times 100\%$$

意义：溶栓治疗可迅速溶解部分或全部血栓，减少 VTE 患者的病死率和复发率。溶栓是高危患者的一线治疗方案，中危患者在充分考虑出血风险的前提下可选择性使用，溶栓治疗需严格评估出血的风险并高度个体化。

评价方法：在所有采集范围内的病案首页信息包含 VTE 相关诊断的出院患者中，采集其住院期间医嘱中实施了 VTE 溶栓治疗的出院患者总例数，通过公式计算得出本指标。

（四）结局相关指标

1. 医院相关性 VTE 发生比率

定义：出院确诊医院内 VTE 的出院患者例数之和与同期出院患者例数之和的比值。

计算公式：

$$\frac{\text{医院相关性 VTE}}{\text{发生比率}} = \frac{\text{出院确诊医院内 VTE 的出院患者}^{*}\text{总例数}}{\text{同期出院患者总例数}} \times 100\%$$

*出院确诊医院内 VTE 的出院患者：指在本次住院被确诊为院内获得性 VTE 的患者。

意义：考量住院患者医院内获得性 VTE 的发生概率，评价医院内 VTE 的预防效果。

评价方法：在所有采集范围内的出院患者中，采集其病案首页信息中包含 VTE 相关诊断的出院患者总例数，通过公式计算得出本指标。

2. VTE 相关病死率

定义：因 VTE 而死亡的患者例数之和与同期出院确诊 VTE 的出院患者例数之和的比值。

计算公式：

$$\text{VTE 相关病死率} = \frac{\text{因 VTE 而死亡的患者总例数}}{\text{同期出院确诊 VTE 的出院患者总例数}} \times 100\%$$

意义：评价医院内 VTE 的严重程度，考量医院内 VTE 的治疗效果。

评价方法：在所有采集范围内的病案首页信息中疾病转归为"死亡"的患者中，筛选病案首页信息包含 VTE 相关诊断的病例，并由专业人员逐例筛查，确定因 VTE 而死亡的患者总例数，通过公式计算得出本指标。

三、质控改进计划

开展基线调查与分析。每年年初，院内 VTE 防治管理办公室对全院及各临床科室 VTE 防治相关指标运行情况开展全面、深入分析，对比《建设标准》查找差距。通过访谈医护人员，了解 VTE 防治工作在制度、流程、人员、设备物资、协调配合机制等方面的运行情况、存在的困难或问题。通过访谈职能管理部门人员了解 VTE 日常管理情况、存在的困难或问题、经验总结等。梳理出院内本年度 VTE 防治工作的重点改进目标和重点工作内容，提交院内 VTE 防治管理委员会审定。

四、明确质控改进工作进度表

根据年度改进目标，院内 VTE 防治管理办公室按照管理委员会的指示，分解目标到各个临床、医技、职能部门，明确相关责任人，重点目标纳入部门／科室绩效考核予以加强管理。通过制订质量改进计划进度表，明确具体的改进时间、改进程度和实施办法。

五、质量分析会

院内 VTE 防治管理办公室定期组织召开质量分析会，参会人员包括相关职能部门负责人、管理办公室人员，会议内容主要围绕 VTE 相关质控指标运行情况展开，分析全院及各个临床科室指标变化趋势，通过对未达标指标的分析，明确实际工作中存在的问题，商讨解决措施、下一步工作重点。会议结束后将月度质量分析情况反馈给各科室 VTE 质控管理小组。

六、管理工作例会

季度管理工作例会由医疗总监负责提出并主持，并报请院内 VTE 防治管理委员会同意，确定召开时间。医疗总监负责制订会议议题、议程，院内 VTE 管理办公室负责具体组织工作，通知参会，准备会议材料。参会人员包括院内 VTE 防治管理委员会主任委员、副主任委员、成员，院内 VTE 管理办公室负责人及成员，VTE 高危科室科主任、护士长和专管员，VTE 多学科联合诊疗团队成员等。会议内容主要包括 VTE 相关质控指标质量分析结果、VTE 防治管理现况、既往质量改进的进度、临床工作中新出现的问题或困难等。通过院内 VTE 防治管理委员会共同商讨制订解决问题或困难的方案，并明确此方案的责任人或联络人，院内 VTE 防治管理委员会负责监督落实方案的执行情况。以上质量分析会的记录由 VTE 防治管理办公室秘书负责记录并存档，会议记录应该使用专用记录本，记录要客观、真实。

七、高危科室质量分析会

针对院内 VTE 高危科室，除每月开展质控分析外，还应定期召开高危科室质量分析会，邀请院内 VTE 多学科联合诊疗专家参会。院内 VTE 防治管理办公室提前通知科室，会议由办公室主任负责主持，地点在科室办公室。科室 VTE 防治管理小组先做分析和评估，从基础质量、环节质量、终末质量方面查找不足、总结经验，制作汇报 PPT。对发生了院内 VTE 的典型病例，应运用管理工具等进行根因分析，提出改进的方法和措施。院内 VTE 防治管理办公室主任、VTE 多学科联合诊疗专家进行点评，共同商讨持续改进的对策或方法。院内 VTE 防治管理办公室秘书负责记录和资料整理。

院内 VTE 防治管理办公室

20×× 年 ×× 月 ×× 日

医院肺栓塞和深静脉血栓形成防治中心质量控制与改进方案

按照《全国肺栓塞和深静脉血栓形成防治能力建设项目标准》《医院肺栓塞和深静脉血栓形成防治中心建设实施方案》的规定，为做好医院年度肺栓塞和深静脉血栓形成（以下简称 VTE）防治工作，加强全院 VTE 防治能力建设，提高 VTE 规范预防和诊疗水平，持续改进 VTE 防治重点监测质量指标，提高 VTE 防治工作成效，保障医疗质量和患者安全，结合医院实际，制定本实施方案。

一、工作目标

加强医院 VTE 防治工作的质量控制与持续改进，采取积极有效的策略提高医护人员对患者 VTE 风险评估与处置的能力，规范 VTE 的预防、诊断与治疗，降低 VTE 导致的疾病负担，并进一步改善患者预后，提高医疗质量。

住院患者 VTE 防治评价指标

评价指标	标准	对象
VTE 风险评估比率	≥ 90%	护士
VTE 风险、出血风险评估比率	≥ 90%	医师
VTE 预防措施实施比率	≥ 70%	医师
病程记录 + 抗凝知情同意书写率	≥ 90%	医师

续表

评价指标	标准	对象
VTE 患者随访率	≥ 90%	护士、医师
VTE 患者评估准确、防治诊疗规范	病例抽查	护士、医师
为中高危风险患者实施静脉超声检查	监测	医师
为中高危风险患者实施 D– 二聚体检测	监测	医师
院内相关性 VTE 发生率	监测对比，逐渐下降	科室

二、基线分析（以 20×× 年 × 月部分数据为例）

（一）内科系评估情况

1. 护士评估患者 VTE 风险的比率

排名	护士评估情况	出院人数	内科 24 小时入院评估（人）	评估率	内科病情变化时（人）
1	康复医学科	65	87	133.85%	59
2	内分泌科	192	204	106.25%	12
3	肿瘤科	314	328	104.46%	17
4	呼吸内二科	211	218	103.32%	16
5	全科医学科	662	673	101.66%	9
6	神经内科	189	192	101.59%	4
7	呼吸内一科	192	195	101.56%	28
8	消化内科	282	276	97.87%	4
9	肾病学科	184	180	97.83%	8
10	心内科	1286	1204	93.62%	39
11	急诊医学科	78	1	1.28%	0

2. 医师评估患者 VTE 风险、出血风险的比率

排名	医师评估情况	出院人数	内科 24 小时入院评估（人）	评估率	内科病情变化时（人）
1	肿瘤科	314	304	96.82%	17
2	内分泌科	192	138	71.88%	6
3	神经内科	189	110	58.20%	1
4	消化内科	282	161	57.09%	4
5	呼吸内一科	192	107	55.73%	10
6	康复医学科	65	26	40.00%	24
7	全科医学科	662	254	38.37%	2
8	肾病学科	184	38	20.65%	2
9	呼吸内二科	211	42	19.91%	4
10	心内科	1286	6	0.47%	1
11	急诊医学科	78	0	0.00%	0

（二）外科系评估情况

1. 护士评估患者 VTE 风险的比率

排名	护士评估情况	出院人数	外科 24 小时入院评估（人）	评估率	外科术后 24 小时评估（人）	评估率	外科病情变化时（人）
1	妇科	179	196	109.50%	175	97.77%	72
2	神经外科	142	146	102.82%	64	45.07%	44
3	普通外科二科	146	150	102.74%	78	53.42%	27
4	泌尿外科	179	183	102.23%	118	65.92%	0
5	耳鼻咽喉科	179	180	100.56%	98	54.75%	7
6	产科	303	292	96.37%	271	89.44%	3
7	胸外科	195	187	95.90%	92	47.18%	103
8	骨科	384	368	95.83%	278	72.40%	23
9	眼科	292	277	94.86%	50	17.12%	0
10	心外科	307	291	94.79%	270	87.95%	234
11	普通外科一科	269	246	91.45%	171	63.57%	80
12	疼痛科	26	23	88.46%	5	19.23%	0
13	重症医学科	20	12	60.00%	8	40.00%	4

2. 医师评估患者 VTE 风险、出血风险的比率

排名	医师评估情况	出院人数	外科 24 小时入院评估（人）	评估率	外科术后 24 小时评估（人）	评估率	外科病情变化时（人）
1	妇科	179	178	99.44%	141	78.77%	49
2	神经外科	142	102	71.83%	26	18.31%	19
3	耳鼻咽喉科	179	128	71.51%	16	8.94%	0
4	普通外科一科	269	178	66.17%	13	4.83%	6
5	泌尿外科	179	117	65.36%	20	11.17%	0
6	骨科	384	249	64.84%	7	1.82%	1
7	心外科	307	174	56.68%	156	50.81%	111
8	重症医学科	20	7	35.00%	2	10.00%	2
9	胸外科	195	66	33.85%	1	0.51%	0
10	眼科	292	69	23.63%	1	0.34%	0
11	普通外科二科	146	28	19.18%	1	0.68%	0
12	产科	303	2	0.66%	1	0.33%	0
13	疼痛科	26	0	0.00%	0	0.00%	0

三、存在的问题（示例，部分支持数据未列出）

1. 总体上看，全院各临床科室均开展了住院患者 VTE 评估，其中，入院 24 小时评估率最高，术后 24 小时及病情变化时评估比例较低。

2. 内科系科室评估率普遍高于外科系科室，部分 VTE 高危科室评估情况较差。

3. 除急诊综合病房、疼痛科、重症医学科外，其余科室护士开展 VTE 风险评估率均在 90% 以上。大部分外科医师未开展 VTE 评估，开展评估的外科医师的出血风险评估率、给予预防处置率较低。

4. 大部分科室的护士对患者 VTE 风险评估分数偏低，VTE 中高风险患者的比例过低，患者 VTE 风险评估结果不准确。

5. 给予高危科室住院患者 VTE 预防或处置措施的比例很低。

6. 大部分医师在患者出现症状或确诊 VTE 后才给予治疗和用药，缺乏早期预见性的发现和干预。

7. VTE 预防措施停留在机械预防措施层面，较少选择药物预防性抗凝，预防效果不佳。

四、原因分析（示例）

1. 部分科室重视程度不够，科主任及科室 VTE 防治管理小组监督职责未落实。

2. 部分医师对 VTE 的危害认识不足，未形成正确的疾病认知观，未执行评估与干预，尤其是外科系科室。

3. 护士对 VTE 量表的理解不准确，加上医护沟通不足，导致 VTE 风险评估等级过低，不能及时、全面地发现 VTE 中高风险患者。

4. 对中高风险患者的规范检查不够，不能及时、全面地发现 VTE 患者。

5. 医师对药物抗凝的认识不到位，担心出血而不愿选择。

五、改进目标及内容（示例）

1. 修订院内 VTE 防治工作手册，针对每个高危科室，由科室 VTE 防治管理小组制定专科化的 VTE 防治标准化流程，提交院内 VTE 防治管理委员会讨论，修改并定稿。提高 VTE 防治工作手册的指导性和可操作性。增加产科 VTE 专用评估表，使产科 VTE 风险评估、出血风险评估更加精准，更有利于医护开展诊疗工作，符合产科实际情况。

2. 继续加强培训。开展全院医务人员 VTE 防治相关知识和技能培训，邀请外院或院内专家授课，培训结束后进行相关知识测验，了解培训效果，推动医务人员认识和理念的转变。

3. 针对护士开展 VTE 量表评估的解析与培训，邀请评估准确率高的科室的护士长、院内 VTE 多学科联合诊疗专家授课，让护士正确理解量表，做到全面、客观、准确评估患者 VTE 风险。

4.到每个临床科室开展 VTE 防治培训和质量分析，利用晨交班、科室业务学习的时机，将科室 VTE 防治工作运行状况进行全面、详细的反馈，让科室了解全院 VTE 工作动态和进展、本科室的工作情况和存在的问题，督促科室整改不足。

5.开展急性肺栓塞快速反应团队演练。由院内 VTE 防治管理办公室负责组织，模拟一名术后患者突发胸痛、呼吸困难，从发现患者突然病情变化始，到患者经多学科会诊得到初步处置病情平稳止，对临床检验、超声检查、影像学检查、内科溶栓、外科取栓手术、急诊麻醉插管、药房取药七个绿色通道进行全流程实战演练，为进一步提升院内肺栓塞的救治能力提供指导依据。

6.加强监督与考核。将 VTE 重点质控指标，即住院患者 VTE 风险评估率、出血风险评估率和提供预防处置措施率纳入科室绩效考核管理，各占 1 分，共计 3 分，每月实施考核。引起科室及医务人员的高度重视，自觉践行 VTE 防治。

7.本年度内，各项指标的改善幅度目标为：

（1）所有科室护士 VTE 风险评估率稳定在 90% 以上。

（2）医师出血风险评估率达到 90% 以上。

（3）中高风险患者预防处置措施比例明显提高。

（4）新购入便携式彩色超声仪。

（5）下肢静脉超声检查和 D– 二聚体检测比例明显提高。

六、高危科室质控与改进

1.召开高危科室质量分析会，原则上每季度召开一次。由科室 VTE 防治管理小组先做分析和评估，查找具体工作中的不足，总结经验，制作汇报 PPT。由院内 VTE 防治管理办公室做总结分析，同科室共同商讨持续改进的措施或方法。

2.对发生了院内 VTE 的典型病例，召开病例分析讨论会。运用管理工具等进行根因分析，提出改进的方法和措施。院内 VTE 防治管理办公室主任、VTE 多学科联合诊疗专家进行点评，共同商讨持续改进的对策或方法。

七、改进计划进度表

内容	一季度	二季度	三季度	四季度
1. 修订制度和规范	———			
2. 产科专用评估表的信息化		———		
3. MDT 联合例会	———	———	———	———
4. VTE 质控分析会暨管理工作会	———	———	———	———
5. VTE 月度质量分析与评价	———	———	———	———
6. 开展人员培训、基层专题培训	———	———	———	———
7. 高危科室质量分析	———	———	———	———

院内 VTE 防治管理办公室

20×× 年 ×× 月 ×× 日

第五章 医院肺栓塞和深静脉血栓形成防治中心多学科联合诊疗制度

为贯彻落实《三级综合医院等级评审标准》《医疗质量安全十大改进目标》，切实加强医院肺栓塞和深静脉血栓形成（以下简称 VTE）防治能力，规范院内 VTE 的临床管理，减少致死性 VTE 的发生，提高医疗质量，保障医疗安全，按照《全国肺栓塞和深静脉血栓形成防治能力建设项目》要求，决定建立 VTE 多学科联合诊疗机制，具体内容如下。

一、定义

医院 VTE 多学科联合诊疗以病人为中心，以多学科共同诊治程序为基础；其目标是将患者作为一个整体，围绕 VTE 这一疾病开展多学科联合诊疗，全面评估预防和诊疗策略，为患者提供个性化、最佳的临床治疗模式，即多学科联合诊疗（multi-disciplinary treatment，MDT）。

二、组织架构

医院 VTE 多学科联合诊疗由相关临床、医技科室的医疗专家组成，实行三级专家团队模式，组长由 VTE 防治牵头科室的科主任或副主任领衔，成员由相关科室医疗/护理组长及以上级别的医师/技师/护士组成。

（一）首席专家组团队

组长：血管外科 陈××、呼吸科 王××

成员：骨科 熊××、产科 靳××、肿瘤科 张××、重症医学科 朱××、急诊科 王××、心内科 光××、心外科 李××、全科医学科 杨××、超声医学科 丁××、检验科 高××、放射影像科 刘××

（二）核心专家组团队

组长：血管外科 刘××、呼吸科 梁××

成员：骨科 李××、产科 王××、肿瘤科 邓××、重症医学科 曲××、急诊科 郝××、心内科 尹××、心外科 李××、全科医学科 王××、超声医学科 陈××、检验科 曹××、放射影像科 刘××

（三）骨干专家组团队

组长：血管外科 张××、呼吸科 姜××

成员：骨科 张××、产科 孟××、肿瘤科 石××、重症医学科 杨××、急诊科 顾××、心内科 薛××、心外科 韦××、全科医学科 孟××、超声医学科 王××、检验科 彭××、放射医学科 王××

三、人员职责

（一）首席专家组团队

1. 负责统筹院内 VTE 多学科联合诊疗的工作。协助院内 VTE 防治管理办公室制订和完善 VTE 联合诊疗工作制度、工作计划、院内临床诊疗规范及整体诊疗方案等。

2. 参照指南并结合医院实际，协助院内 VTE 管理办公室制定和及时更新综合有效的《院内 VTE 预防与诊疗规范》。

3. 是 VTE-MDT 专家团队的高级形式，主要负责疑难、危重 VTE 患者的会诊、评估和诊疗方案的制订，对 VTE 多学科联合诊疗讨论结论具有最终决定权。

4. 受院内 VTE 防治管理办公室的委托，开展全院培训与学术研讨，提升院内医务人员知识和技能水平。

5. 参与院内 VTE 防治的其他工作。

（二）核心专家组团队

1. 协助首席专家组团队制订本院 VTE 联合诊疗工作制度、工作计划、院内临床诊疗规范及整体诊疗方案等。

2. 是 VTE-MDT 专家团队的常规形式，是多学科联合诊疗的实际操作者。负责疑难、危重和常规 VTE 患者的会诊、评估和诊疗方案的制订。对病情复杂、医疗风险大、治疗效果不佳的 VTE 患者及时向首席专家组汇报。

3. 受院内 VTE 防治管理办公室的委托，开展重点临床、医技科室的相关培训，针对性地提升重点科室医务人员 VTE 防治知识和技能。

4. 参与院内 VTE 防治的其他工作。

（三）骨干专家组团队

1. 协助首席专家组团队制订本院 VTE 联合诊疗工作制度、工作计划、院内临床诊疗规范及整体诊疗方案等。

2. 是 VTE-MDT 专家团队的基础形式，是 VTE 多学科联合诊疗的实际操作者。负责常规 VTE 患者和 VTE 高风险患者的会诊、预防和诊疗方案的制订。对病情复杂、医疗风险大、治疗效果不佳的 VTE 患者及时向核心专家组团队汇报。

四、申请标准

VTE-MDT 适用于诊断不明确、诊断明确但疗效欠佳、涉及多个专科疾病、疑难、危重等 VTE 患者或 VTE 高风险患者。

五、工作流程

1. 抢救疑难、复杂、危重症 VTE 患者需要多学科联合诊疗的,主管医师在汇报科主任并经同意后,电话汇报医务部。电话中应简要说明患者病史、会诊目的、会诊时间、所需会诊专家级别,并尽快递交《医院多学科联合会诊申请单》至医务部。

2. 医务部在接到临床科室多学科联合会诊申请后,立即按照科室会诊要求,通知 VTE-MDT 专家团队成员在规定的会诊时间内到达申请科室。

3. 申请多学科联合会诊的科室须提前做好会诊准备,包括病历资料及其他相关资料等。科主任、主管医疗组长及相关护理人员共同参加会诊。

4. 受邀专家团队成员按时到达科室办公室,由专家组组长负责主持和总结,通过集体查房、回顾病史、阅读检查检验资料、分析治疗方案等,为患者制订下一步最佳的诊疗方案。

5. 申请多学科联合会诊的科室主任与专家组组长共同完成医患告知,将会诊意见、治疗方案、医疗获益及医疗风险详细告知患方。

6. 多学科联合会诊结束后,专家团队成员及时书写会诊记录单。申请科室及时将会诊意见归纳整理,在病程记录中详细记录会诊意见和执行情况。

院内 VTE 防治管理办公室

20××年××月××

第六章

医院肺栓塞和深静脉血栓形成防治中心多学科联合例会制度

提高肺栓塞和深静脉血栓形成（以下简称 VTE）防治诊疗水平不仅需要持续改进工作流程，更需要多部门、多学科紧密协调配合，定期开展质控分析，及时发现问题，进行经验总结。因此，为进一步做好院内 VTE 患者的救治工作，提高医疗质量管理能力，提升医疗安全水平，现制定院内 VTE 防治中心多学科联合例会制度。

一、会议时间

院内 VTE 防治中心多学科联合例会每季度举行一次。由院内 VTE 防治管理委员会主任召集，决定召开时间。由院内 VTE 防治管理办公室负责执行，秘书、协调员负责组织筹办。

二、参会人员

1. 院内 VTE 防治管理委员会：主任委员、副主任委员及成员。

2. 院内 VTE 防治管理办公室：主任、副主任、秘书及成员。

3. 科室 VTE 防治管理小组：科主任、护士长、医疗组组长及相关医务人员。

4. 院内 VTE 多学科联合诊疗团队：组长、成员。

三、会议内容

1. 院内 VTE 防治管理工作的运行状况。患者 VTE 风险评估情况、VTE 中高风险患者预防处置情况、VTE 确诊患者的救治情况。

2. 院内 VTE 防治管理工作中存在的问题。绿色通道成功及失败的典型病例分析。

3. 管理体系中存在的问题和科间协调情况。

4. 临床工作质量提高和改进措施。

5. 修正、优化现有流程。

6.VTE 防治培训状况及下一步的培训计划。

四、其他

会议由院内 VTE 防治管理办公室主任或副主任主持，并提前准备好相关资料。会议议程提前通知所有参会人员，以便做好准备。由 VTE 防治管理办公室秘书负责会议记录、档案整理和保存。

院内 VTE 防治管理办公室

20××年××月××日

第七章

医院肺栓塞和深静脉血栓形成防治中心绿色通道管理制度

为优化和畅通急诊绿色通道,确保急危重症肺栓塞和深静脉血栓形成(以下简称VTE)患者得到快速、准确、有效的诊断和治疗,缩短患者确诊时间、治疗时间、住院时间,提高急危重症VTE患者的抢救成功率,减少院内致死性肺栓塞发生率和致残率,保证医疗质量与患者安全,按照《全国肺栓塞和深静脉血栓形成防治能力建设项目》要求,结合医院工作实际,特制定本制度。

一、成立医院VTE救治工作领导小组

【人员组成】

组长:副院长 王××、副院长 金××

副组长:医务部 韩××、护理部 黄××、药学部 梁××

成员:血管外科 陈××、呼吸科 王××、急诊科 王××、重症医学科 朱××、骨科 熊××、产科 靳××、心内科 光××、心外科 李××、肿瘤科 张××、全科医学科 杨××、麻醉科 张××、超声医学科 丁××、检验科 高××、放射影像科 刘××

【工作职责】

1.VTE救治工作领导小组负责统筹院内VTE患者的各项救治工作。组织、协调急危重症VTE患者的抢救,做好人力、物资的保障与调配等。

2. 制定和完善 VTE 防治工作制度、工作流程和应急预案。参照指南并结合医院实际,更新院内 VTE 救治诊疗方案,做好 VTE 快速反应团队的管理。

3. 统筹协调急诊绿色通道管理运行机制,并监督各个科室执行。

4. 督促各相关科室确保急危重症 VTE 患者得到及时、有效、连续和专科的救治。

5. 保障急危重症 VTE 患者获得及时、有效的救治,杜绝医疗隐患,保障医疗安全, 提升患者满意度和就医体验。

二、管理对象

(一)疑似肺栓塞患者

1. 患者出现其他病因无法解释的以下症状:胸痛、胸闷、咳嗽、咯血、痰中带血、晕厥、呼吸困难、氧饱和度下降(＜90%)等。

2. 患者已确诊 DVT,出现上述症状者。

(二)特殊类型的 DVT 患者

1. 股青肿　皮肤稍青紫,伴或不伴花斑样改变,皮肤张力较高,皮温较健侧减低,足背动脉搏动减弱或消失,下肢活动受限。

2. 股白肿　皮肤稍苍白,伴或不伴花斑样改变,皮肤张力较高,伴或不伴张力性水疱,皮温冰凉,足背动脉搏动消失,下肢活动明显受限。

3. 非常见部位的 DVT　是指除下肢以外的其他部位的深静脉血栓,主要包括下腔静脉血栓、上腔静脉血栓、上肢深静脉血栓、颈内静脉血栓等。

4. 导管相关的 DVT　是指与医源性置管相关的深静脉血栓,常见的置管有深静脉置管、透析导管、PICC 管等。

5. 合并出血的 DVT　出血的治疗和 DVT 的治疗存在矛盾,需要快速止血、消除导致出血的病因,出血病情缓解后明确无活动性出血,方可使用抗凝治疗。

三、职责分工

（一）医务部

1. 在工作领导小组的指导下，统筹调配院内医疗人力、救治物资，协助急诊科、各临床科室做好急危重症 VTE 患者的救治与诊疗。

2. 主动干预。对监管过程中发现的、临床科室上报的需要协调解决的急危重症 VTE 患者，及时干预、及时协调、及时解决。

3. 开展人员培训，提高全院医务人员防治 VTE 的技术和能力；定期组织院内 VTE 快速反应团队应急演练，确保 VTE 快速反应团队发挥实效。

4. 对疑难复杂 VTE 患者，及时组织多学科会诊，明确诊断和治疗方案，确保患者获得有序、规范、连续的救治。

5. 定期对急诊绿色通道运行及管理情况进行质量分析，发现问题，与急诊科、临床科室、医技科室及时沟通、协调并解决，确保绿色通道通畅。

（二）急诊及临床科室

1. 急诊科首诊医师及值班医师全面负责 VTE 患者的诊断、病情评估和现场救治。急会诊后明确患者归属科室的，临床科室必须无条件在 24 小时内收治患者。因不能明确归属疾病科室导致患者滞留的，相关责任由急诊科首诊医师和值班医师承担。

2. 急诊科、住院部涉及多科疾病、病情复杂、危重的 VTE 患者，及时启动院内 VTE 快速反应团队，通过多学科联合会诊明确患者的诊疗方案，临床科室及时执行会诊意见。

3. 临床科室按照医院会诊管理制度落实急会诊和病情评估，对急诊科需要收住的 VTE 患者应在规定时间内尽早收住。若不需要住院治疗的，须给出诊疗计划和随诊意见。

4. 呼吸科、血管外科、心外科要及时接收其他科室转科的 VTE 患者，不得无故拖延或推诿。

5. 重症医学科必须依照入室标准收治急诊科的危急重症 VTE 患者，不得以任何借口推诿、拒收符合入室标准的患者。当患者病情达到出室标准时，应转诊到主要疾病归属科室，归属科室不得以任何借口推诿、拒收，必须在明确转出后 24 小时内接收患者。

四、工作要求

进入绿色通道的急危重症 VTE 患者，实行优先检查、优先治疗、优先收住，责任医师或科室不能以任何理由推诿或延误患者的救治时机。

1. 医师急会诊时间≤ 10 分钟。

2. 急诊科完成 POCT（肌酸激酶同工酶、肌红蛋白、肌钙蛋白、B 型钠尿肽、D– 二聚体）检查时间≤ 20 分钟。

3. 床旁心脏彩超和下肢彩超检查从接到通知到完成检查时间≤ 30 分钟。

4. 肺动脉 CT 造影从接到通知到完成检查时间≤ 30 分钟。

5. 介入室激活时间≤ 30 分钟。

6. 明确患者是否需要行急诊介入 / 手术。需要行急诊介入 / 手术的患者按转送流程送入介入室 / 手术室；不需要行急诊介入 / 手术的患者，根据病情转专科进一步救治。

（1）溶栓治疗：呼吸科、血管外科为主，或各临床科室依据会诊意见就地治疗。仅针对无下肢静脉血栓的肺栓塞患者。

（2）介入治疗：血管外科为主。下腔静脉滤器（IVCF）、IVCF+ 导管接触性溶栓、IVCF+ 系统性溶栓。

（3）手术治疗：心外科为主。肺动脉切开取栓。

7. 实行先抢救后付费制度，即"先抢救后挂号，先就诊后缴费办手续"。执行范围包括：

（1）无家属陪同且须急诊处理的 VTE 患者。

（2）无法确定身份且须急诊处理的 VTE 患者。

（3）不能及时交付医疗费用且须急诊处理的 VTE 患者。

在患者初步抢救完成后，或完成相应的急诊手术或非急诊手术收住专科病房的患者，联系患者家属缴纳相关费用。

对于无家属陪同或无法确定身份的患者、不能及时交付医疗费用的患者，完成初步抢救后向医务部或总值班汇报，根据医院相关制度协商解决，期间保证患者的基本治疗。

院内 VTE 防治管理办公室

20××年××月××日

<table>
<tr><td>第八章</td><td>医院肺栓塞和深静脉血栓形成
快速反应团队</td></tr>
</table>

　　为进一步做好医院肺栓塞患者的医疗救治工作，确保肺栓塞和深静脉血栓形成（以下简称 VTE）患者得到及时、有效、规范的诊断和治疗，保障医疗质量和患者安全，按照《全国急性肺栓塞和深静脉血栓形成能力建设项目》《三级医院静脉血栓栓塞症防治中心建设标准》等相关要求，经院内 VTE 防治管理委员会研究，决定成立 VTE 快速反应团队。

一、定义

　　VTE 快速反应团队是一个多学科诊疗团队，专门从事肺栓塞、深静脉血栓的快速评估，进行风险分层和治疗，并进行随访等。目的是为肺栓塞和深静脉血栓患者提供及时、规范、有效、最佳的个体化治疗，最大限度挽救患者生命，降低死亡率和致残率，改善患者预后和生命质量。

二、工作目标

　　1.VTE 快速反应团队成员应熟练掌握抗凝与溶栓治疗的适应证、禁忌证与具体使用方法，能够根据相关指南推荐意见，规范使用抗凝与溶栓药物。

　　2.医务人员发现患者出现 VTE 病情变化征兆时，能立即联系到 VTE 快速反应团队，迅速处理，防止患者病情进一步恶化。

3. 能够迅速开展 PE 和 DVT 的介入和手术治疗。

三、人员组成与工作职责

院内 VTE 快速反应团队由工作领导小组、二线专家组和一线医疗组构成。

（一）VTE 快速反应团队工作领导小组

【人员组成】

组长：医务部 韩××、护理部 黄××、药学部 梁××

成员：医务部 康××、护理部 金××、血管外科 陈××、呼吸科 王××、急诊科 王××、重症医学科 朱××、骨科 熊××、产科 靳××、心内科 光××、心外科 李××、肿瘤科 张××、超声医学科 丁××、检验科 高××、放射影像科 刘××

【工作职责】

1.VTE 救治工作领导小组负责统筹院内 VTE 患者的各项救治工作。组织、协调急危重症 VTE 患者的抢救，做好人力、物资的保障与调配等。

2. 制定和完善 VTE 防治工作制度、工作流程和应急预案。参照指南并结合医院实际，更新院内 VTE 救治诊疗方案，做好 VTE 快速反应团队的管理。

3. 受院内 VTE 防治管理办公室的委托，开展全院培训与学术研讨，提升院内医务人员知识和技能水平。

4. 组织开展 VTE 快速反应团队的演练等。

（二）VTE 快速反应团队二线专家组

由相关临床、医技科室的医疗专家组成。组长由 VTE 防治牵头科室的主任领衔，成员由相关科室医疗组长及以上级别的医师组成。

【人员组成】

组长：血管外科 陈××、呼吸科 王××

成员构成：急诊科、呼吸与危重医学科、重症医学科、血管外科、心外科、心内科、骨科、产科、肿瘤科、放射影像科、超声医学科、心电图室、检验科、药学部等专业的医疗、医技专家。

成员名单：

专业	角色	姓名	职称	联系电话	角色	姓名	职称	联系电话
	组长	陈××	主任		组长	王××	主任	
血管外科		张××	主治			刘××	副主任	
呼吸科		梁××	主任			李××	副主任	
重症医学科		杨××	副主任			曲××	副主任	
心外科		韦××	副主任			李××	主任	
心内科		方××	副主任			赖××	副主任	
急诊科		郝××	副主任			顾××	副主任	
骨科		任××	副主任			陆××	副主任	
产科	A	初××	副主任		B	王××	主任	
肿瘤科		邓××	副主任			石××	副主任	
超声医学科		王××	副主任			陈××	副主任	
心电图室		方××	主治			张××	医师	
检验科		聂××	主治			孔××	副主任	
CT室		刘××	副主任			朱××	技师	
药学部		古××	药师			夏××	药师	
介入室		田××	护士			张××	护士	

【工作职责】

1.实行 A、B 角方式，24 小时备班，轮流负责，缺席替补。

2.对一线医疗组报告的危急重症 VTE 患者，快速做出响应，团队成员及时抵达患者所在科室，开展多学科会诊和救治。

3.负责院内 VTE 危重、疑难患者，VTE 中高风险患者的多学科会诊、评估、诊断和治疗方案的制订。

4.作为院内 VTE 防治专家组成员，组织开展 VTE 危重、疑难病例分析会，及时总结诊疗经验。

5.组织开展院内医务人员 VTE 救治相关的知识技能培训。

6.负责 VTE 救治一线医疗组医师的岗前培训与考核。

（三）VTE 快速反应团队一线医疗组

【人员组成】

组长：呼吸科、血管外科总住院医师或值班医师。

成员：重症医学科、心内科、心外科、超声科、CT 室、心电图室、介入室总住院医师或值班医师。

一线医疗组成员名单（20××年××月××日～××日）：

名单：

专业	姓名	联系电话
呼吸科	李××	
血管外科	当天值班医师	
重症医学科	王××	
心内科	常××	
心外科	蒲××	
超声医学科	当天值班医师	
CT 室	当天值班医师	
心电图室	当天值班医师	
介入室	田××	

【工作职责】

1.实行 24 小时排班制。科室每月上报医务部总住院医师 / 值班医师名单，医务部整理并下发全院各科室。

2.发现急性肺栓塞、特殊类型的 DVT 患者，及时启动院内 VTE 快速反应团队一线医疗组，积极抢救与治疗。并视患者病情，及时启动 VTE 快速反应团队二线专家组介入。

3. 医师上岗前应完成 VTE 救治知识技能培训、院内 VTE 快速反应团队的配合，做到熟练掌握。

4. 负责院内 VTE 患者的会诊，急会诊要求在 10 分钟内抵达会诊科室，普通会诊要求在 24 小时内完成。

5. 按照指南和院内 VTE 诊疗方案，给予临床科室及时、规范、有效的诊疗建议。

（四）VTE 救治护理人员

【人员组成】

组长：外科系统科护士长。

成员：呼吸科、血管外科、急诊医学科、重症医学科、心内科、心外科、骨科、产科护士长。

护理人员名单：

专业	姓名	联系电话
外科系统（组长）	金 ××	
呼吸一科	马 ××	
呼吸二科	黄 ××	
血管外科	杨 ××	
急诊医学科	王 ××	
重症医学科	李 ××	
心内科	孙 ××	
心外科	陈 ××	
骨科	武 ××	
产科	李 ××	

【工作职责】

1. 建立 VTE 专科护理工作指南、专科护理技术规程或规范、专科护理质量评价标准，协助护理部监督执行。

2.负责院内 VTE 各科室护理联络员相关护理知识的培训。

3.帮助科室建立 VTE 专科护理工作指引，制定并审核各专业护理问题、护理目标、护理措施和评估标准，规范护理行为。

4.院内启动 VTE 快速反应团队一线医疗组时，VTE 救治护理人员及时安排当班责任护士参与抢救、治疗及记录。

5.组长组织 VTE 救治护理成员指导护士及时解决患者的临床疑难问题。

四、工作流程图

医院 VTE 快速反应团队启动流程见图 8-1。

五、工作要求

1.急诊科 POCT 检查应在 20 分钟内完成，并及时将结果反馈给临床科室。

2. 拟行心脏彩超和下肢彩超检查的直接电话联系超声医学科：×××××××××（内线 ×××），夜间或节假日：××××××××××。急诊床旁超声从接到通知到完成检查时间≤60 分钟。

3. 拟行 CTA 检查的直接电话联系 CT 室：××××××××。CT 室从接到通知到完成检查时间≤30 分钟。

4.CT 室确保周末和节假日能正常开展 CTA 检查。

5.心电图室夜间及节假日联系电话：××××××××。

6.介入室激活时间≤30 分钟。

7.VTE 快速反应团队成员须在接到启动通知后及时抵达科室参与会诊和救治，开展多学科讨论，制订诊疗方案，主管医师立即执行。

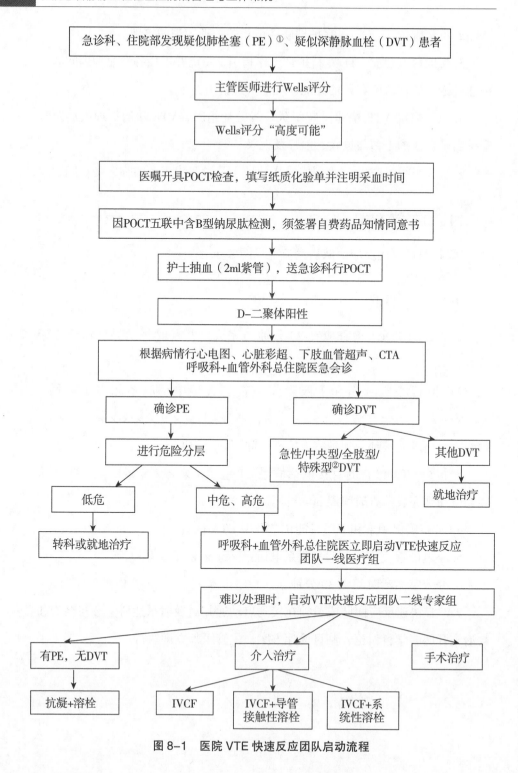

图 8-1　医院 VTE 快速反应团队启动流程

①疑似肺栓塞（PE）：

· 患者出现其他病因无法解释的以下症状：胸痛、胸闷、咳嗽、咯血、痰中带血、晕厥、呼吸困难、氧饱和度下降（＜90%）等。

· 患者已确诊DVT，出现上述症状的均应高度怀疑肺栓塞可能。

②特殊类型的DVT：

1. 股青肿：皮肤稍青紫，伴或不伴花斑样改变，皮肤张力较高，皮温较健侧减低，足背动脉搏动减弱或消失，下肢活动受限。

2. 股白肿：皮肤稍苍白，伴或不伴花斑样改变，皮肤张力较高，伴或不伴张力性水疱，皮温冰凉，足背脉搏动消失，下肢活动明显受限。

3. 非常见部位的DVT：指除下肢的其他部位的深静脉血栓，主要包括下腔静脉血栓、上腔静脉血栓、上肢深静脉血栓、颈内静脉血栓等。

4. 导管相关的DVT：是指与医源性置管相关的深静脉血栓，常见的有深静脉置管、透析导管、PICC管等。

5. 合并出血的DVT：出血的治疗和DVT的治疗存在矛盾，需要快速止血、消除导致出血的病因，出血病情缓解后明确无活动性出血，方可使用抗凝治疗。

院内VTE防治管理办公室

20××年××月××日

第九章

医院肺栓塞和深静脉血栓形成防治患者随访管理制度

为进一步规范院内 VTE 患者的出院后管理，做好 VTE 患者的随访工作，提高 VTE 防治成效，提升医院 VTE 综合防治能力，保障医疗质量和患者安全，现结合医院实际，制定本管理制度。

一、随访对象

VTE 确诊患者，及出院评估为 VTE 中、高风险的患者。

二、随访流程及人员职责

随访流程见图 9-1。

主管医师负责向 VTE 确诊患者，及出院评估为 VTE 中、高风险的患者告知出院后的防治方案，在出院医嘱中详细记录。

科室护士负责 VTE 确诊患者，及出院评估为 VTE 中、高风险的患者出院后的随访。

（一）针对 VTE 确诊患者

各临床科室主管医师：出院前应向 VTE 确诊患者详细交代院外防治措施和建议，动员 VTE 确诊患者按时至血栓门诊随诊，并在出院医嘱中记录：

（1）出院后继续抗凝治疗的方案，包括药品名称、剂量、疗程等。并签署预防性抗凝治疗知情同意书。

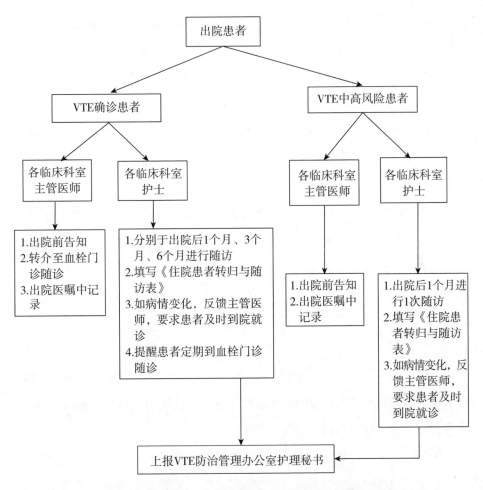

图 9-1 医院 VTE 防治——住院患者随访流程图

（2）用药期间注意观察有无出血倾向（鼻出血、牙龈出血、血尿、血便、皮肤黏膜淤青等），如有不适及时就诊。

（3）下肢静脉血栓有发生脏器梗死的风险，一旦有胸痛、咯血等及时就诊。

（4）出院后1周至1月内到血栓门诊专科随诊，继续治疗血栓。

（二）针对 VTE 中高风险患者

各临床科室主管医师：出院前应向 VTE 中高风险患者详细交代 VTE 风险等级、告知院外防治措施和建议，并在出院医嘱中记录：

（1）VTE 风险等级：出院时 VTE 风险评估为中高危，出血风险为低危/高危。

（2）防治建议：院外继续预防性用药（写明用药方案，包括药品名称、剂量、疗程、注意事项等，并签署预防性抗凝治疗知情同意书），和/或康复指导（抬高患肢、早期活动、穿梯度压力袜等）。

（3）下肢静脉血栓有发生脏器梗死的风险，一旦有胸痛、咯血等及时就诊。

（4）随诊建议：复查 D-二聚体和血管彩超（出院后前 3 月，每月 1 次）。

（三）随访

由护士对 VTE 确诊患者进行 1 个月、3 个月、6 个月不同频次的随访，对出院评估为 VTE 中、高风险的患者进行 1 个月随访，填写《医院 VTE 防治——住院患者转归与随访表》，详见表 9-1。

随访时护士应仔细询问患者近期身体状况、用药情况、相关症状、转归、是否发生医院相关性 VTE 等，同时提醒 VTE 患者定期到血栓门诊随诊。如发现患者病情变化应及时向主管医师反馈，并要求患者及时到院就诊，详见附件。

每月整理随访表单，做好档案的管理和保存。每月上报院内 VTE 防治管理办公室护理秘书。

表 9-1　医院 VTE 防治——住院患者转归与随访表

患者姓名：	性别：	年龄：	联系电话：
出院日期：202 年　月　日			出院时情况：□ DVT 患者　　□ PTE 患者 □中高危患者
出院科室：			随访人签名：

1 个月随访　随访日期：202 年　月　日

是否失访：	□是　□否	随访方式：□来院随访　□电话随访	
是否 VTE 防治	药物防治	□否　□是，药物名称：	
	机械预防	□否　□是，□梯度压力袜　□充气加压装置 □静脉滤器	
	若否，停用日期：202 年　月　日		
	戒烟、限酒	□否　□是	
是否出血	□否　□是	出血原因：□自发　□外伤　□手术 / 操作	
VTE 相关症状	□否 □是，DVT 相关症状：□肿胀　□疼痛或压痛 　　　　PTE 相关症状：□咳嗽　□咯血　□发热　□呼吸困难　□胸痛、 　　胸闷　□晕厥		
患者转归	DVT 患者	□症状好转　□症状完全缓解　□继发 PTE　□继发慢性血栓栓塞性肺动脉高压（CTEPH）　　□死亡	
	PTE 患者	□症状好转　□症状完全缓解　□继发 CTEPH　□死亡	
	中高危患者	□无特殊　□继发 DVT　□继发 PTE　□继发 CTEPH　□死亡	
是否到血栓门诊复诊	□是　□否		

3 个月随访　随访日期：202 年　月　日

是否失访：	□是　□否	随访方式：□来院随访　□电话随访
是否 VTE 防治	药物防治	□否　□是，药物名称：
	机械预防	□否　□是，□梯度压力袜　□充气加压装置　□静脉滤器
	若否，停用日期：202 年　月　日	
	戒烟、限酒	□否　□是

续表

是否出血	□否　□是	出血原因：□自发　□外伤　□手术/操作		
VTE 相关症状	□否 □是，DVT 相关症状：□肿胀　□疼痛或压痛 　　　PTE 相关症状：□咳嗽　□咯血　□发热　□呼吸困难　□胸痛、 　　　胸闷　□晕厥			
患者转归	DVT 患者	□症状好转　□症状完全缓解　□继发 PTE　□继发慢性血栓 栓塞性肺动脉高压（CTEPH）　□死亡		
	PTE 患者	□症状好转　□症状完全缓解　□继发 CTEPH　□死亡		
	中高危患者	□无特殊　□继发 DVT　□继发 PTE　□继发 CTEPH　□死亡		
是否到血栓门诊复诊	□是　□否			

6 个月随访　随访日期：202 年　月　日

是否失访：	□是　□否	随访方式：□来院随访　□电话随访	
是否 VTE 防治	药物防治	□否　□是，药物名称：	
	机械预防	□否　□是，□梯度压力袜　□充气加压装置　□静脉 滤器	
	若否，停用日期：202 年　月　日		
	戒烟、限酒	□否　□是	
是否出血	□否　□是	出血原因：□自发　□外伤　□手术/操作	
VTE 相关症状	□否 □是，DVT 相关症状：□肿胀　□疼痛或压痛 　　　PTE 相关症状：□咳嗽　□咯血　□发热　□呼吸困难　□胸痛、 　　　胸闷　□晕厥		
患者转归	DVT 患者	□症状好转　□症状完全缓解　□继发 PTE　□继发慢性血栓 栓塞性肺动脉高压（CTEPH）　□死亡	
	PTE 患者	□症状好转　□症状完全缓解　□继发 CTEPH　□死亡	
	中高危患者	□无特殊　□继发 DVT　□继发 PTE　□继发 CTEPH　□死 亡	
是否到血栓门诊复诊	□是　□否		

院内 VTE 防治管理办公室

20××年××月××日

第十章

医院肺栓塞和深静脉血栓形成防治中心院外会诊及远程会诊制度

为进一步规范院内肺栓塞和深静脉血栓形成（以下简称 VTE）疑难、危重患者院外会诊及远程会诊工作，提高疑难、危重 VTE 患者的救治成功率和治疗效果，进一步提高医疗质量，保障患者安全，特制定本制度。

1. 各临床科室遇 VTE 疑难、危重病例需要外院 / 远程医疗会诊时，经科主任同意，征得患者或其授权委托人同意后，由主管医师填写《医院院外 / 远程会诊申请单》，内容主要包括拟邀请医疗机构、拟邀请科室、拟邀请会诊专家及要求、会诊地点、交通方式、科主任意见、患者或家属（授权委托人）意见，以及会诊的目的、时间、地点、联系人及病历摘要等（表 10-1），并送至医务部审批，审核批准后签字并加盖医务部公章，由医务部（节假日及夜间由行政总值班）向被邀请医院发出书面会诊邀请函。危重抢救的急会诊可直接电话报请医务部（节假日及夜间由行政总值班）及分管院长同意后实施，事后补填《医院院外 / 远程会诊申请单》送医务部备案。

2. 申请远程会诊病例会诊科室还必须准备如下资料：病历摘要，各项检验检查及影像报告单 (可以是复印件)，各种影像片、病理片等。

3. 院外会诊确定会诊时间后，由医务部通知主管医师，按指定的会诊时间在病区等待会诊专家。

远程会诊确定会诊时间后，医务部及时通知主管医师，会诊科室主任、主管医师、患者（必要且有条件时）应按指定的会诊时间携带必要的检查资料（病历摘要，各项检验检查及影像报告单，各种影像片、病理片等），提前 10 分钟到达远程会诊室，做好会诊准备。

表 10-1　医院院外 / 远程会诊申请单

拟邀请医疗机构		拟邀请科室		
拟邀请医疗机构电话		拟邀请医疗机构传真		
会诊时间				
会诊地点		交通方式		
患者姓名		性别	住院号	床号
申请会诊科室		申请医师	科室电话	
会诊要求　□指导诊疗　□指导手术或介入性操作　□转诊患者　□其他				
简要病史及会诊目的				
科主任意见 签字：				
患者或家属（授权委托人）意见 签字： 20　年　月　日				
医务部意见 盖章： 20　年　月　日				
医务部电话		医务部传真		
会诊时间				
医院地址		邮编		

会诊回执（请受邀医院填写并传真反馈）

会诊医师科室	会诊医师姓名	会诊医师职称	会诊医师资质情况	出诊时间

受邀医务部门审核意见

盖章：

20　年　月　日

注：本申请单一式两份，经医务部审核后一份归入病历保存，一份医务部备案

4. 院外 / 远程医学会诊由科主任负责接待会诊专家，必要时可邀请分管院领导或医务部相关负责人一起参加；会诊时先由主管医师汇报病史，回答专家提问，结合临床进行咨询讨论。

5. 主管医师综合患者病情发展、本院实际情况、专家的会诊意见，实施具体的诊治，按病案书写要求记录整理会诊资料并归入病案中保存。

6. 会诊费用的收取。属本院诊疗需要请外院专家的会诊费、差旅费等均由本院承担，受邀会诊科室按物价部门规定收取相关费用。支付方式由会诊科室先垫付后再由医院报销。属患方主动要求邀请的，会诊费、差旅费等均由患方承担。

院内 VTE 防治管理办公室

20××年××月××日

第十一章

医院肺栓塞和深静脉血栓形成防治中心双向转诊制度

为进一步提升区域内肺栓塞与深静脉血栓形成（以下简称 VTE）综合防治水平，发挥三级医院 VTE 诊疗技术优势，整合学科优质医疗资源，加强与上、下级医院之间的联系，逐步形成一个有序的转诊网络，做到给区域内 VTE 患者提供方便、快捷、优质、连续的医疗服务，结合医院工作实际，特制定本制度。

1. 我院负责接收各下级医院及协议医院转诊的所有 VTE 患者。如遇危重患者，根据病情，协议医院可提前拨打电话与我院急诊科联系，在医护陪同下将患者转送至急诊科；或电话联系好我院呼吸科或血管外科后，直接将患者转入呼吸科或血管外科住院病区。我院承诺不推诿患者，并及时为患者提供有效、规范、连续的抢救治疗。

2. 我院高度重视双向转诊工作，对于病情稳定只需进行疾病监测、康复指导、护理等服务的患者，主管医师应结合患者意愿，积极宣教，鼓励、动员患者转入相应的下级医院或社区卫生服务中心，由下级医院完成后续康复治疗、护理工作；我院须与下级医院积极联系，做好病情交接，保证转出过程中患者的安全。

3. 双向转诊协议的上、下级医院经常就转诊过程中出现的问题进行沟通，积极优化转诊流程，改进上、下级协议医院转诊协调配合能力。

4. 转诊预约专线电话：急诊科：××××××××××；呼吸科：

××××××××××；血管外科：××××××××××。

5. 转诊程序：

（1）转入患者：急诊科医师负责转入患者的接收与首诊治疗，实行优先就诊、检查、交费、取药；对于符合住院治疗标准的 VTE 患者，专科医师应优先收治住院，不得以任何理由延误和推诿患者。

（2）转出患者：根据患者具体病情，符合下转条件者，在征得科室主任同意、患者及家属同意后，联系好下级医院，由科室主管医师填写转诊介绍单，由患者家属附带相关诊疗资料，将患者转送至下级医院。

6. 转下级医院需要具备的条件：

（1）急、危、重 VTE 患者经救治后病情稳定者。

（2）经介入 / 手术治疗后，仍需要长期康复的 VTE 患者。

（3）经治疗后病情稳定达到出院指征，患者或家属要求继续康复治疗者。

7. 全院医务人员应充分认识双向转诊的重要意义，积极救治急、危、重 VTE 患者，引导病情平稳的 VTE 患者合理分流。

8. 双向转诊协议医院应有专人负责具体转诊工作，保持通讯畅通，遇危急患者时可直接电话沟通，及时开通 VTE 救治绿色通道。

9. 全院各部门应互相配合、加强沟通协调、做好信息传递，确保 VTE 救治绿色通道运行通畅，提高双向转诊救治的及时性、规范性和救治成功率。

10. 急诊科、入出院处要做好转诊患者登记，信息科定期汇总转诊患者信息，VTE 防治管理办公室定期开展数据分析，总结双向转诊运行存在的问题，及时总结经验，加强监督指导与持续改进，提高双向转诊的工作成效。

院内 VTE 防治管理办公室

20××年××月××日

第十二章

医院肺栓塞和深静脉血栓形成防治中心培训制度

一、培训目的

通过定期组织全院各科室、各级医务人员参加 VTE 专题培训，逐步加强全院医务人员对 VTE 的认知、防范意识及规范化管理能力。

二、培训对象、内容和培训周期

（一）医院领导、管理行政人员的培训

1. 目标人群　医院领导班子、医疗管理行政人员。

2. 执行人　医院内 VTE 防治管理委员会专家。

3. 培训内容　医院内 PE 和 DVT 防治项目体系的基本概念、项目的目标与运作机制、项目建设过程中需要医院管理层面配合与解决的主要事项与问题等。

4. 培训方式　利用院领导办公会、医院职能例会、全员培训会的时机进行专题授课。

5. 培训频次　每半年 1 次。

（二）医务人员的培训

1. 目标人群　医师、护士、药师、技师、新入职员工及相关管理人员。

2. 执行人 院内 VTE 防治管理委员会专家。

3. 培训内容 院内 VTE 防治中心实施方案、建设目标与标准、人员职责与分工，院内 VTE 评估和预防、诊断、治疗，以及各种规范化管理制度和流程。

4. 培训方式 以专题培训、业务指导、科室晨会讲课、线上视频授课等方式进行。

5. 培训频次 每季度 1 次。新入职员工在入职时进行培训。

6. 效果评价 各科室各类人员的培训率应不低于 80%，新入职员工培训率应达 100%。

（三）基层医院医务人员的培训

1. 目标人群 基层医院相关管理人员、医务人员。

2. 执行人 院内 VTE 防治管理委员会专家。

3. 培训内容 包括医院内 PE 和 DVT 防治项目体系的基本概念、VTE 预防和诊治相关知识培训、疑难危重患者转诊机制和流程等。

4. 培训方式 以现场培训、业务帮扶、技术指导、线上视频授课、专题学习班等形式进行。

5. 培训频次 每季度 1 次。

院内 VTE 防治管理办公室

20×× 年 ×× 月 ×× 日

第十三章

医院肺栓塞和深静脉血栓形成防治中心信息及数据管理制度

肺栓塞和深静脉血栓形成（以下简称 VTE）防治信息化管理平台为医院内自主开发，建立了院内专用的 VTE 数据管理平台。为加强 VTE 信息化建设，方便临床医护人员开展住院患者 VTE 评估、预防、检查、诊断和治疗，提高管理部门对 VTE 关键医疗指标的监控、分析和质控能力，做到规范、准确保存相关数据，切实保障信息系统稳定、安全地运行，特制定本制度。

一、人员构成

VTE 信息平台维护员：信息科 周××、苏××

VTE 数据平台管理员：信息科 金××、医务部 王××

二、人员职责

（一）信息平台维护员工作职责

1. 负责对信息平台进行维护、调试和完善，确保信息平台能够对接院内相关信息系统（HIS/LIS/PSCS 等），能够实现数据匹配、提取和共享。

2. 根据最新指南要求和临床需求，及时对 VTE 风险评估表进行更新，确保临床数据评估与填报的及时性、有效性和准确性。

3.做好各个临床、医技科室 VTE 信息化模块的维护和调试，实现外科手术患者未评估自动拦截。

4.完善数据统计与分析功能，能够按照三级医院 VTE 防治能力建设标准要求对相关质控指标、患者诊疗信息、医护人员工作完成情况等进行统计。

（二）数据平台管理员工作职责

1.负责对数据平台进行合理配置、测试、调整，确保数据库的安全运行。

2.定期对所管辖的数据平台的准确性、可靠性、安全性进行检测，定期进行性能优化和升级等。

3.加强数据维护和整理，确保数据平台的一致性和完整性，定期对相关的配置、统计分析开展测试和检查。

4.及时处理数据平台运行和使用过程中出现的问题或故障等。

5.数据使用人员必须做好数据保密，避免患者信息外泄。

三、相关管理制度

1.建立信息维护和数据管理制度，定期学习信息管理与数据填报相关知识。

2.加强信息数据的保密工作，做好患者隐私保护，避免信息数据外泄的发生。

3.信息平台维护员和数据管理员定期对制度的执行情况进行检查，督促各项制度的落实，并作为工作考核之依据。

4.定期举办 VTE 信息化与数据管理工作协调会议，对临床或管理部门反映的问题或困难进行研究，及时予以解决，通过不断改进工作，提高 VTE 质控管理的信息化程度和水平。

四、数据平台的使用细则

（一）每日的管理工作

1.数据平台管理员登录到服务器操作系统，进行如下检查：数据实例状态、与数据库运行相关的文件或进程，发现数据录入不正确时应及时通知首诊负责人员及时更正并详细记录。

2.检查数据库网络的连通与否。

3.检查有无漏报、错报，及时修改信息。

（二）数据平台管理员每月工作

1.收集 VTE 数据库的统计数据，将数据运行情况及时汇报院内 VTE 防治管理办公室，为质控会、工作例会、疑难危重和典型病例讨论提供数据，若不理想，设法加以分析改善。

2.检查当月数据管理工作的执行情况，记录是否齐全，备份记录、维护记录是否齐全，不齐全的及时补上。

五、用户权限

VTE 专病数据平台由信息科自主开发，数据使用权限包括：院内 VTE 防治管理委员会主任委员、副主任委员，院内 VTE 防治管理办公室主任、副主任及秘书。具体数据提取由信息科管理员负责执行。

院内 VTE 防治管理办公室

20××年××月××日

第二部分

VTE 评估、预防、诊断与治疗方案

第十四章

医院肺栓塞和深静脉血栓形成评估和预防方案

一、院内 VTE 的预防原则

院内肺栓塞和深静脉血栓形成（以下简称 VTE）防治的总体原则是医护合作一体化，护士评估 VTE 风险，医师复核 VTE 风险、评估出血风险，医师结合评估结果采用恰当的预防措施。

1. VTE 的发生是一个非常复杂和动态变化的过程，应对每一位预计住院超过 24 小时的住院患者（排除其他抗凝适应证）给予 VTE 风险评估。

2. 对每一位 VTE 风险评估结果为中危或高危的患者进行出血风险评估。

3. 患者 VTE 风险和出血风险处于动态变化的过程中，应结合具体病情变化给予动态评估。

4. 综合患者 VTE 风险及出血风险评估结果，选择恰当的预防措施，并根据动态评估结果及时调整预防策略。

5. 任何抗凝都伴随出血的风险，且患者体质差异和病情变化亦可能发生并发症，应充分做好医患沟通和知情告知，建议用药和溶栓前签署知情同意书。

6. 尽管给予积极预防措施，仍有可能发生 VTE，一旦发生，应采取相应的治疗措施。

7. 如发生出血，尽快寻找原因，并根据出血的部位、出血量及病情严重程度采取积极的治疗措施。

8. 注意个体化问题，如高龄、肥胖、营养不良、肝肾功能不全，以及 VTE 风险为高危但存在抗凝禁忌的患者，应及时邀请专科医师会诊，必要时调整用药方案。

二、医院内静脉血栓栓塞症预防策略

1. 所有住院患者在住院初始和住院期间均应根据具体临床情况，采用适用的量表进行 VTE 和出血危险评估。

2. 外科住院患者，采用 Caprini 量表；内科住院患者，采用 Padua 量表；产科、肿瘤科患者可采用专科化的评估量表。

3. 评估时机：患者入院 24 小时、术后 24 小时、转科、病情变化时、出院前。其中，病情变化时随时评估：

（1）手术、分娩、病情恶化时。

（2）行化疗、避孕药、糖皮质激素等特殊药物治疗时。

（3）机械通气、永久起搏器植入、中心静脉导管植入时。

4. VTE 风险评估为中危、高危的患者均应考虑采取预防措施。如患者临床情况发生变化，应该及时再次进行评估，并调整预防方案（图 14-1）。

5. 外科住院患者 VTE 风险评估及预防推荐：使用 Caprini 量表对外科住院患者进行 VTE 风险评估。累计患者各项危险因素并将对应分值相加获得 Caprini 评分。

鉴于抗凝本身潜在出血并发症，对 VTE 风险评估为中危、高危的患者应同时评估出血风险，存在高危出血风险或出血会导致严重后果的患者使用抗凝药物需谨慎。

（1）VTE 风险为低危（Caprini 评分 1～2 分），可不预防或基础预防。

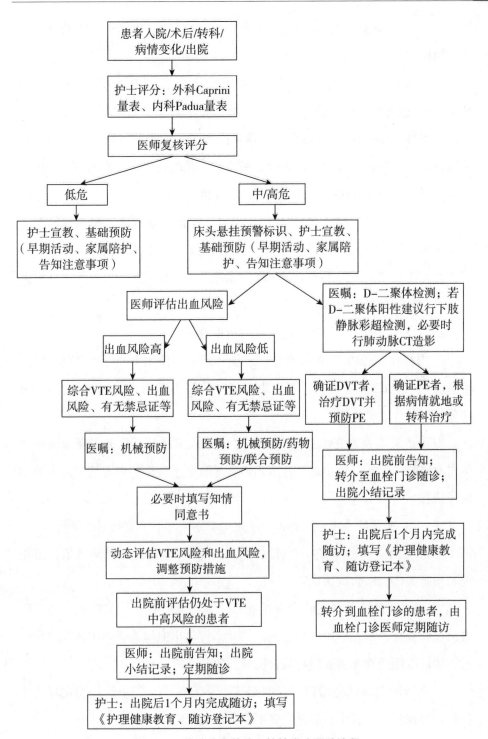

图 14-1 住院患者静脉血栓栓塞症预防流程

（2）VTE 风险为中危（Caprini 评分 3～4 分），如出血风险较低，应用药物预防。

（3）VTE 风险为高危（Caprini 评分≥5 分），如出血风险较高，应用药物预防或药物联合机械预防。

对 VTE 风险为中危、高危的外科住院患者，如果同时存在较高的出血风险或出血并发症，首先推荐应用机械预防，并动态评估出血风险，当出血风险降低后，建议改用药物预防或药物联合机械预防。

对于 VTE 风险为高危的外科住院患者，建议药物预防或机械预防至术后 7～14 天。药物预防者用药期间动态监测凝血功能并评估出血风险。对于合并恶性肿瘤的外科手术和骨科大手术患者，建议延长预防时间，并根据病情、VTE 风险及出血风险制订个体化预防方案。

如本专业已有专业指南，应遵循指南推荐的意见。

6. 内科住院患者 VTE 风险评估及预防推荐：使用 Padua 量表对内科住院患者进行 VTE 风险评估。累计患者各项危险因素的积分相加获得 Padua 评分。

鉴于抗凝本身潜在出血并发症，对 VTE 风险评估高危的患者应同时评估出血风险，存在高危出血风险或出血会导致严重后果的患者使用抗凝药物需谨慎。

（1）VTE 风险为低危（Padua 评分＜4 分），不预防或基础预防。

（2）VTE 风险为高危（Padua 评分≥4 分），如出血风险较低，应用药物预防或药物联合机械预防。

对 VTE 风险为高危的内科住院患者，如果同时存在较高的大出血风险或出血并发症，推荐应用机械预防，并动态评估出血风险，当出血风险降低后，建议改用药物预防或药物联合机械预防。

对于活动期恶性肿瘤患者，如无其他 VTE 风险：仅单纯接受化疗则不推荐常规预防；留置中心静脉导管不推荐常规预防。

如本专业已有专业指南，应遵循指南推荐的意见。

三、院内 VTE 的预防措施

（一）基础预防措施

1.规范手术操作　减少静脉内膜损伤，正确使用止血带。术后抬高患肢，促进静脉回流。注意住院期间的护理，避免脱水与不必要的制动。

2.早期活动和功能锻炼

（1）抬高肢体：病情允许情况下，保持肢体功能位，抬高患肢 20°～30°，协助做好抬臀、翻身；腘窝及膝下避免垫硬枕，以免影响小腿静脉回流。

（2）踝泵运动（图 14-2）：患者取平卧位或半卧位，踝关节主动、用力伸直和屈曲，达到不能再伸直和再屈曲的程度，4 次 / 天，分早、中、晚、睡前，3～5 分钟 / 次，也可随时做踝泵运动。

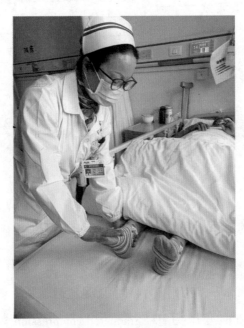

图 14-2　踝泵运动

（3）踝关节运动：保持肢体功能位，做踝关节内旋、外翻、背屈活动。

3.患者教育　进行静脉血栓栓塞症相关知识宣教，改正不良生活方式如戒烟、限酒，控制体重，控制血糖及血脂，饮食宜清淡低脂、富含维生素，多饮水等。见图 14-3、14-4。

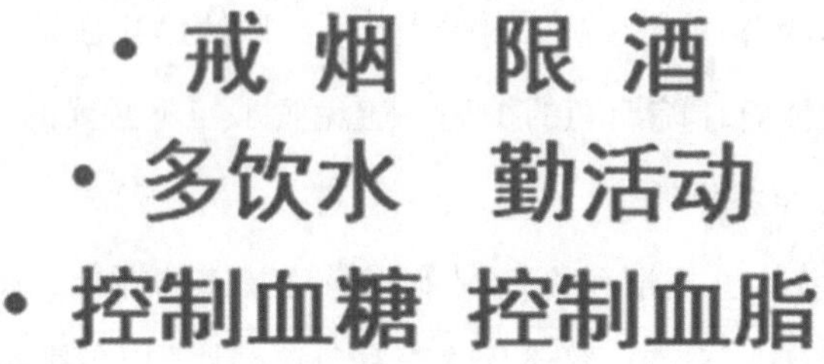

- 戒 烟　限 酒
- 多饮水　勤活动
- 控制血糖　控制血脂

图 14-3　健康宣教

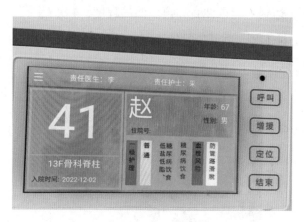

图 14-4　床头卡

（二）机械预防措施

1. 常用的机械预防措施　主要包括间歇式充气加压装置（intermittent pneumatic compression，IPC，图 14-5）、足底静脉泵（venous foot pumps，VFP，图 14-6）和梯度压力袜（graduated compression stockings　GCS，图 14-7）等。

2. 原理　通过物理技术、机械加压方法等增加静脉回流和（或）减少下肢静脉淤血，从而减少 DVT 的发生。

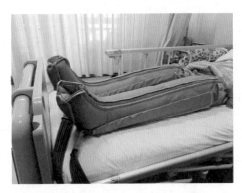

图 14-5 间歇式充气加压装置

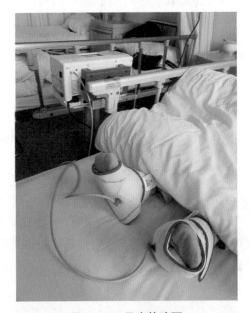

图 14-6 足底静脉泵

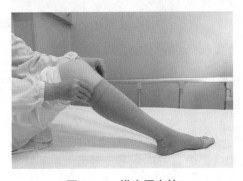

图 14-7 梯度压力袜

3. 禁忌证

（1）充血性心力衰竭、肺水肿。

（2）下肢严重水肿。

（3）新发的下肢静脉血栓、血栓性静脉炎。

（4）下肢局部严重病变（如皮炎、坏疽或近期接受皮肤移植手术）、下肢血管严重动脉硬化或其他缺血性血管病及下肢严重畸形。

4. 注意事项

（1）采用机械预防的患者，应尽可能提高依从性，这样才能达到有效的预防。

（2）使用间歇式充气加压装置时，佩戴时间超过 18 小时才能视作有效的预防。

（3）治疗过程中应尽可能在双侧肢体进行。对 VTE 高危患者应动态评估出血风险，当出血风险下降或消失时应立即转为药物预防或机械联合药物预防。

（三）药物预防措施

1. 有效预防 VTE 的药物是抗凝药物，包括口服抗凝药和注射类抗凝药。抗凝药物明显优于抗血小板药物，但是如存在抗凝禁忌，可考虑使用抗血小板药物治疗。

2. 禁忌证

（1）活动性出血、活动性消化道溃疡、凝血功能障碍、恶性高血压、细菌性心内膜炎、严重肝肾功能不全及对药物过敏者。

（2）既往有肝素诱导的血小板减少症（heparin induced thrombocytopenia，HIT）患者禁用肝素和低分子量肝素。

（3）孕妇禁用华法林。

3. 使用抗凝药物需要综合考虑患者个体差异。对于高龄、肥胖、低体重、肝肾功能不全者可能需要调整剂量和方案。

4. 常用抗凝药物

（1）低剂量普通肝素（low dose unfractionated heparin， LDUH）。

适用人群：VTE 中高危的患者。对于高危患者，推荐与机械预防措施联合应用。

（2）低分子量肝素（low molecular weight heparin， LMWH）：主要包括依诺肝素、那屈肝素、达肝素等，用法、用量见表 14-1。

表 14-1　常用低分子量肝素用法、用量

药物	中危剂量	高危剂量	用法
依诺肝素	2000 ～ 3000U（0.2ml）	4000U（0.4ml）	每天 1 次，皮下注射
那屈肝素	2850U（0.3ml）	38U/kg	每天 1 次，皮下注射

目前 LMWH 是 VTE 预防的一线用药。尽管不同 LMWH 的药理特性有显著区别，但研究结果表明不同的 LMWH 预防 VTE 的疗效没有明显差别。

中危剂量：LMWH 2000 ～ 3000U，每天 1 次，皮下注射。

高危剂量：LMWH 3000 ～ 4000U，每天 1 次，皮下注射。

适用人群：VTE 中高危的患者且不伴有高出血风险，剂量根据患者病情、年龄、体重等情况选择。对于高危患者，推荐与机械预防措施联合应用。

（3）磺达肝癸钠（安卓）：是一种人工合成的戊糖，能选择性地抑制凝血因子Xa。

适用人群：髋关节骨折、重大膝关节手术、全髋关节置换术（total hip replacement，THR）等患者的围术期 VTE 预防。

有下列情况禁用本品：已知对磺达肝癸钠或本品中任何赋形剂成分过敏；具有临床意义的活动性出血；急性细菌性心内膜炎；肌酐清除率＜ 20ml/min 的严重肾损害。

（4）直接口服抗凝药：主要包括利伐沙班、达比加群酯、阿哌沙班、依度沙班等。

适用人群：接受人工全髋关节置换术（THR）和人工全膝关节置换术（total knee replacement，TKR）的患者

（5）维生素 K 拮抗剂（vitamin K antagonist，VKA）：最常用的 VKA 是华法林，急性期通常与肝素或低分子量肝素重叠使用。

适用人群：通常用于出院后长期预防，不常规作为短期预防药物。

（6）阿司匹林：不建议单独应用阿司匹林等抗血小板药物作为急性期和高危患者静脉血栓栓塞症的预防。

院内 VTE 防治管理办公室

20××年××月××日

第十五章

医院深静脉血栓形成应急预案及处理流程

深静脉血栓形成（deep venous thrombosis，DVT）是指血液在深静脉腔内部出现不正常的凝结，造成血管部分或完全堵塞。下肢深静脉血栓形成多发生于下肢术后 1 周，特别是术后 72 小时内，以及长时间卧床期间。高危人群：髋关节置换、膝关节置换、髋部手术、脊柱手术、骨盆骨折等。

一、DVT 的预防

1. 根据风险评估，严密观察早期症状，认真听取患者的主诉：下肢肿胀程度、周径大小、压痛、皮肤颜色及足背动脉搏动情况。

2. 为早期诊断提供临床依据：测量肢体周径，周径差 > 2.5cm 应及时通知医师。

3. 创造安静、舒适、整洁的病区环境，保持适宜的温度及湿度。

4. 注意保暖，保持室温在 25℃左右，避免因室温过低导致血管痉挛。

5. 防止血液的高凝状态：创造无烟环境；纠正脱水，维持水、电解质平衡；清淡低脂饮食，每日饮水量 > 1500ml；药物应用，如高危者应用低分子量肝素等。

6. 促进血液回流：抬高患肢，早期主动或被动锻炼，保持大便通畅，及早离床行走，应用梯度压力袜、间歇式充气加压装置、足底静脉泵。

7. 避免血管内膜的损伤：提高静脉穿刺技能，尽量避免下肢静脉穿刺，如不可避免应尽量减少穿刺次数；采用留置针；避免静脉注射对血管有刺激性的药物；持续静脉滴注不超过 48 小时。

8. 加强宣教：应主动告知患者及家属 DVT 的危险因素、病因、症状及后果，开展健康宣教，提高患者的警惕性。

二、DVT 的常规处置

1. 一旦确诊，床头悬挂标识，严格床头交接班，密切观察病情动态发展，有无意识障碍、胸闷、气促、咳嗽、咳血等心、脑、肺栓塞症状。

2. 卧床休息，避免用力活动和功能锻炼，禁止按摩患肢，防止血栓脱落。

3. 禁止患肢输液。

4. 请血管外科会诊，遵医嘱行抗凝、溶栓、消肿、抗感染治疗，严重疼痛时镇痛。

5. 使用抗凝药物时，注意观察有无皮肤、黏膜出血。

6. 必要时采取介入、手术取栓，防止发生肺栓塞。

7. 一旦发现心、脑、肺栓塞，立即给予高流量吸氧、激素、抗凝、溶栓等治疗，积极配合抢救生命。

8. 若需要转至相关科室，做好转移准备，备好物品，医护人员陪同转运患者至相关科室。

三、DVT 的应急处置

常规 DVT 患者按照 DVT 的诊疗规范处理通常能够获得良好预后。但对于一些特殊类型或特殊情况下的 DVT，例如：当 DVT 造成下肢静脉明显受阻时，肢体肿胀明显，可能压迫动脉和神经，造成股青肿和股白肿，诊治不及时可能导致肢体缺血坏死、神经损伤、截肢、死亡等情况。因此股青肿、股白肿的治疗，重在早发现、早治疗和及时恰当的外科干预。其他需要应急处理的 DVT 还包括非常见部位的肢体深静脉血栓、导管相关的 DVT、合并出血的 DVT 等。这些情况需要启用 DVT 应急预案。现将特殊类型或特殊情况下的 DVT 应急预案规范如下。

（一）合并股青肿或股白肿的 DVT

1. 经彩超确诊的下肢 DVT，首先需要识别或排除股青肿、股白肿。

（1）无股青肿、股白肿：皮肤颜色正常、无张力性水疱、皮温暖、足背动脉搏动良好、下肢活动无受限。

（2）股青肿：皮肤稍青紫，伴或不伴花斑样改变，皮肤张力较高，皮温较健侧减低，足背动脉搏动减弱或消失，下肢活动受限。

（3）股白肿：皮肤稍苍白，伴或不伴花斑样改变，皮肤张力较高，伴或不伴张力性水疱，皮温冰凉、足背动脉搏动消失，下肢活动明显受限。

2. 无股青肿、股白肿，按常规 DVT 诊疗规范进行。

3. 有股青肿或股白肿，启用 DVT 应急预案，按如下流程处理。

（1）绝对卧床、吸氧。

（2）禁止挤压和按摩患肢。

（3）抬高患肢 15°～20°。

（4）抗凝治疗：低分子量肝素，100U/kg，ih，Q12h；华法林 3mg，po，Qd。

（5）脱水、利尿、消肿。

（6）请血管外科急会诊，行下腔静脉滤器植入，必要时 CDT 治疗。存在左髂静脉压迫综合征者，植入髂静脉支架。

（7）密切观察患肢皮温、皮色、肿胀、张力、活动、足背动脉搏动等情况。

（二）非常见部位的 DVT

1. 非常见部位的 DVT 主要指：除下肢的其他部位的深静脉血栓，主要包括下腔静脉血栓、上腔静脉血栓、上肢深静脉血栓、颈内静脉血栓等。

2. 发现上述非常见部位的深静脉血栓，启用 DVT 应急预案，按如下流程处理。

（1）绝对卧床、吸氧。

（2）禁止挤压和按摩患肢。

（3）抗凝治疗：低分子量肝素，100U/kg，ih，Q12h；华法林 3mg，po，Qd。

（4）脱水、利尿、消肿。

（5）请血管外科急会诊。

（6）密切观察患者皮温、皮色、肿胀、张力、活动、远端血运等情况。

（7）完善肿瘤相关检查。

（三）导管相关的 DVT

1. 主要指与医源性的置管相关的深静脉血栓，常见的有深静脉置管、透析导管、PICC 管等。

2. 发现导管相关 DVT，启用 DVT 应急预案，按如下流程处理。

（1）绝对卧床、吸氧。

（2）禁止拔除导管，禁止挤压和按摩患肢。

（3）导管相关护理，预防导管相关感染。

（4）抗凝治疗：低分子量肝素，100U/kg，ih，Q12h；华法林 3mg，po，Qd。

（5）脱水、利尿、消肿。

（6）请血管外科急会诊，行下腔静脉滤器植入，无溶栓禁忌行 CDT 治疗。

（7）密切观察患者皮温、皮色、肿胀、张力、活动、远端血运等情况。

（8）有效抗凝治疗 2 周后，复查血管彩超或 CTV，导管周围血栓消除后可考虑拔除导管；导管周围仍有血栓，继续抗凝治疗。

（四）合并出血的 DVT

1. 合并出血时，出血的治疗和 DVT 的治疗存在矛盾，需要快速止血、消除导致出血的病因，出血病情缓解后明确无活动性出血，方可使用抗凝药物治疗。

2. 发现合并出血的 DVT，启用 DVT 应急预案，按如下流程处理。

（1）绝对卧床、吸氧。

（2）外科出血积极外科止血。

（3）内科出血谨慎使用促凝止血药物，优先完善内镜检查。

（4）请血管外科急会诊，行下腔静脉滤器植入。

（5）明确无活动性出血后，早期行抗凝治疗。

院内 VTE 防治管理办公室

20×× 年 ×× 月 ×× 日

第十六章

医院急性肺动脉栓塞应急预案及处理流程

一、急性肺动脉栓塞的临床表现

急性肺动脉栓塞（PE）因缺乏特异性的临床症状和体征，易漏诊。

（一）临床症状

取决于栓子的大小、数量、栓塞的部位及患者是否存在心、肺等脏器的基础性疾病。多数患者以呼吸困难、胸痛、晕厥和（或）咯血等为首发症状就诊。胸痛是急性肺动脉栓塞的常见症状。中央型急性肺动脉栓塞胸痛表现可类似典型心绞痛，需要与急性冠状动脉综合征或主动脉夹层鉴别。在小的外周型急性肺动脉栓塞患者中呼吸困难症状短暂且轻微，但在中央型急性肺动脉栓塞患者中则表现为急剧且严重，患有心力衰竭或肺部疾病的患者呼吸困难加重可能是急性肺动脉栓塞的唯一症状。咯血提示肺梗死，多在肺梗死后24小时内发生，血呈鲜红色，数日内发生可为暗红色。晕厥虽不常见，但有时是急性肺动脉栓塞的唯一或首发症状。

（二）体征

主要表现为呼吸系统和循环系统的体征，包括呼吸频率增加（＞20次/分）、心率加快（＞90次/分）、血压下降及发绀。颈静脉充盈或异常搏动提示右心负荷增加。下肢检查发现一侧大腿或小腿周径较对侧大超过 1cm，或下肢静脉曲张，应高度怀疑 VTE。肺动脉瓣区可出现第 2 心音亢进或分裂，三尖瓣区可闻及收缩期杂音。急性肺动脉栓塞致急性右心负荷加重，可出现肝大、肝颈静脉反流征和下肢水肿等右心衰竭的体征。

二、急性肺动脉栓塞的诊疗流程

1. 对怀疑急性肺动脉栓塞的患者采取"疑诊、确诊、求因和危险分层"的诊断策略，首先结合临床可能性评估和 D- 二聚体检测结果筛选出疑诊患者；然后对疑诊的患者进行危险分层，并根据临床情况选择相应的影像学检查手段进一步明确诊断；一旦诊断明确，即应给予相应的治疗，同时寻找其潜在的病因。

2. 根据临床情况进行临床可能性评估可以提高疑诊肺动脉栓塞的准确性。最常用的包括简化 Wells 评分、修订版 Geneva 评分量表（表 16-1）。

表 16-1　简化 Wells 评分、修订版 Geneva 评分量表

简化 Wells 评分	评分	修订版 Geneva 评分	评分
PTE 或 DVT 病史	1	PTE 或 DVT 病史	1
4 周内制动或手术	1	1 个月内骨折手术	1
活动性肿瘤	1	活动性肿瘤	1
心率（次 / 分）		心率（次 / 分）	
≥ 100	1	75 ～ 94	1
咯血	1	≥ 95	2
DVT 症状或体征	1	咯血	1
其他鉴别诊断的可能性低于 PTE	1	单侧下肢疼痛	
		下肢深静脉触痛及单侧下肢水肿	1
		年龄＞ 65 岁	1
临床可能性		临床可能性	
低度可能	0 ～ 1	低度可能	0 ～ 2
高度可能	≥ 2	高度可能	≥ 3

3.可疑肺动脉栓塞患者，应首先进行初始危险评估，并采取不同的诊断流程。存在以下情况为临床高危患者：休克或持续性低血压，收缩压＜90mmHg或收缩压下降40mmHg，并持续超过15分钟。且除外其他导致休克的原因，如脓毒症、心律失常和血容量减少等。无休克或持续性低血压则为可疑非高危急性肺动脉栓塞。此分层意义重大，需要据此决定下一步的诊疗策略。高危患者应转诊至专业科室，如重症监护病房。

三、急性肺动脉栓塞的处理措施

1.发现疑似肺动脉栓塞患者后，立即通知医师及其他护理人员，嘱患者绝对卧床，避免用力，缓解患者焦虑情绪，保持大小便通畅。

2.建立静脉输液通道，持续心电、血氧监护，记录不吸氧状态下血氧饱和度后立即给予鼻导管吸氧或面罩吸氧，调节氧流量，维持血氧饱和度在95%～98%（不要达到100%，避免过量吸氧）。

3.急性肺动脉栓塞患者危险分层方案见表16-2。

表16-2　急性肺动脉栓塞患者危险分层表

早期死亡风险		休克或低血压	右心室功能不全（影像学检查）	心肌损伤标志物升高（实验室检查指标）
高危		+	+	+/-
中危	中－高危	-	+	+
	中－低危	-	+/-	+/-
低危				

低血压定义：收缩压＜90mmHg或血压降低幅度≥40mmHg达15分钟以上，除外新出现的心律失常、低血容量或败血症

4.伴有休克或持续性低血压（收缩压＜90mmHg或基础值下降幅度≥40mmHg，持续15分钟以上）结合危险因素考虑高危（大面积）肺栓塞可能的患者，立即准备抢救车、除颤仪，做好抢救准备。通知ICU、呼吸内科急会诊。与家属沟通病情，告知猝死及相应检查、抗凝、溶栓风险。启动高危肺动脉

栓塞紧急诊断治疗流程（图 16-1）。处理过程中如出现心跳呼吸骤停立即给予心肺复苏、气管插管，复苏成功转入重症医学科治疗。

5. 不伴休克或持续性低血压的可疑急性肺动脉栓塞患者由医师参照修正的 Geneva 评分简化版评估肺动脉栓塞临床可能性。联系呼吸内科会诊。启动可疑急性非高危肺动脉栓塞诊断治疗流程（图 16-2）。

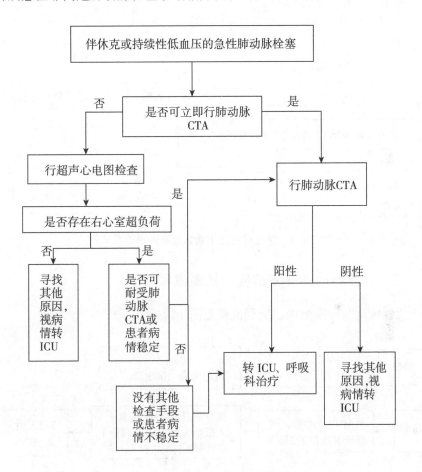

图 16-1　高危肺动脉栓塞紧急诊断治疗流程

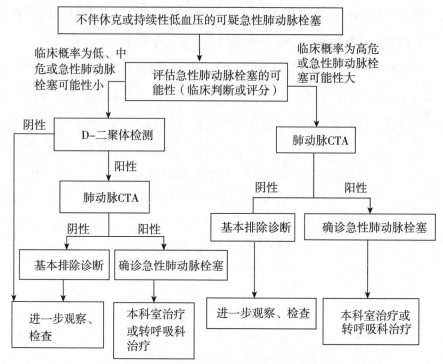

图 16-2　急性非高危肺动脉栓塞诊断治疗流程

三、急性肺动脉栓塞溶栓、抗凝流程

急性肺动脉栓塞溶栓、抗凝流程见图 16-3。

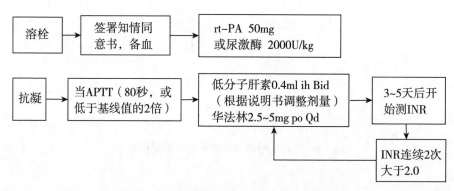

图 16-3　急性肺动脉栓塞溶栓、抗凝流程

注：尿激酶溶栓期间勿同时使用抗凝药物，rt-PA 溶栓期间是否停用肝素类药物无特殊要求

院内 VTE 防治管理办公室

20××年××月××日

<table>
<tr><td>第十七章</td><td>静脉血栓栓塞症防治相关出血
并发症的处理</td></tr>
</table>

所有抗凝治疗均伴随出血风险，因此用药过程中应严密监测出血的可能性。但是预防性抗凝治疗总体安全性好，出现严重出血并发症的概率很低。

一、出血的定义

根据出血部位、出血量及临床症状的严重程度，可将活动性出血分为大出血、临床相关非大出血和小出血（表17-1）。

表17-1　活动性出血的定义

活动性出血	具体表现
大出血	（1）致死性出血 （2）某些重要部位或器官的出血，如颅内、脊柱内、腹膜后、关节内、心包等，及因出血引起的骨筋膜室综合征 （3）出血导致血流动力学不稳定，和（或）在24～48小时内引起血红蛋白水平下降20g/L以上，或需要输至少2U全血或红细胞 （4）手术部位出血需要再次进行切开、关节镜或血管内介入等，或关节腔内出血致活动或伤口恢复推迟，使住院时间延长或伤口加深

续表

活动性出血	具体表现
临床相关非大出血	（1）自发性皮肤出血面积＞25 cm² （2）自发性鼻出血时间＞5 分钟 （3）持续 24 小时肉眼血尿 （4）便血（厕纸可见出血点） （5）牙龈出血时间＞5 分钟 （6）因出血住院治疗 （7）出血需要输血但少于 2U （8）观察者认为影响临床治疗
小出血	其他类型的出血

二、出血并发症的处理

1. 活动性出血是抗凝治疗的禁忌。急性 PE 合并活动性出血，建议评估出血严重程度，并采取个体化处理策略。

2. 活动性出血评估为小出血，在抗凝治疗同时积极止血处理。

3. 小出血对于全身影响较小，比如牙龈出血等，如能通过局部治疗起到止血作用，可暂时不停用抗凝治疗；如局部止血处理无效，应权衡抗凝治疗对全身的影响及必要性，制订个体化治疗方案。

4. 活动性出血为大出血或临床相关非大出血，立即停用抗凝药物，积极寻找出血原因并对症治疗，为抗凝治疗创造条件。

三、大出血的处理流程

1. 立即停用抗凝药物。

2. 向上级医师汇报病情，向患者家属报病危。

3. 吸氧、监测生命体征。

4. 急查血常规、血型（ABO+Rh）、凝血功能全套、输血前全套，必要时急诊生化。

5. 备血。

6. 根据患者病情及相关实验室检查酌情输血或输入新鲜冰冻血浆补充凝血因子，有条件者可输入四因子凝血酶原复合物浓缩物。

7. 给予抗凝拮抗药物：维生素 K_1、鱼精蛋白等。

8. 急请血液科、呼吸科、血管外科会诊，必要时考虑外科手术止血。

9. 向科室主任和医务部报告备案。

第十八章

评估量表

一、Caprini（VTE）量表详解

Caprini（VTE）量表详解

项目	评分内容	详解
病史	年龄 41～60（岁）	无
	肥胖（BMI ≥ 25）	体重指数（BMI）= 体重（kg）/ 身高 ^{2}（m^2）
	异常妊娠	（查阅病历或询问患者）
	妊娠期或产后（1个月内）	
	口服避孕药或激素替代治疗	激素替代治疗指接受雌（孕）激素替代治疗（查阅病历或询问患者）
	卧床的内科患者	一般指慢性病或其他疾病的需要长期卧床的患者，卧床 ≥ 72 小时，持续步行少于 30 步。其中，能坐轮椅活动的患者不属于卧床的内科患者
	炎症性肠病史	炎症性肠病为累及回肠、直肠、结肠的一种特发性肠道炎症性疾病，包括溃疡性结肠炎和克罗恩病
	下肢水肿	由于某些原因可导致淋巴液在皮下组织积聚，继而引起纤维增生，脂肪硬化，后期出现肢体肿胀，皮肤增厚、粗糙、坚如象皮
	静脉曲张	由于血液淤滞、静脉管壁薄弱等因素，导致静脉迂曲、扩张（可查阅病历或询问患者，已经做过手术治愈的不再勾选）
	严重的肺部疾病，含肺炎（1个月内）	指患有相关肺部疾病，已严重至需要住院治疗的程度，如哮喘、支气管扩张、呼吸衰竭、肺脓肿、肺结核等，含肺部炎性症状

续表

项目	评分内容	详解
病史	肺功能异常，COPD	（可查阅病历或询问患者）
	急性心肌梗死	
	充血性心力衰竭（1个月内）	
	败血症（1个月内）	
	既往大手术史（1个月内）	指患者在近1个月内进行过手术，手术时间＞45分钟
	其他高危因素	本医院界定的高危因素
	年龄61～74（岁）	无
	石膏固定（1个月内）	指患者的下肢有石膏
	患者需要卧床≥72小时	除"卧床的内科患者"外的患者，卧床≥72小时，持续步行少于30步。如急性脑出血，需要限制活动
	严格卧床4～6周的患者	
	恶性肿瘤（既往或现患）	（可查阅病历或询问患者）
	年龄≥75（岁）	无
	深静脉血栓/肺栓塞病史	既往有深静脉血栓或肺栓塞疾病史的患者（可查阅病历或询问患者）
	血栓家族史	指患者的父母、兄弟姐妹有深静脉血栓疾病史（可查阅病历或询问患者）
	肝素引起的血小板减少症（HIT）	目前HIT确诊标准：①排除其他原因导致的血小板减少；②使用肝素前血小板计数正常；③使用肝素后血小板计数从基线水平降低50%；④在血小板计数减少的24小时内有2次血小板计数证实；⑤停用肝素后血小板计数回升至原水平。同时具备以上者即诊断为肝素引起的血小板减少症（可查阅病历，根据医师诊断进行勾选）
	其他先天或获得性血栓形成	（可查阅病历或询问患者）
	脑卒中（1个月内）	脑卒中，指由于急性脑循环障碍所致的局限或全面脑功能缺损综合征，如脑血栓形成、脑栓塞、脑出血、蛛网膜下腔出血，需要CT或MRI检查明确诊断为新鲜的脑卒中在1个月内的患者，不包括脑梗死后遗症，或脑出血后遗症患者（可查阅病历或询问患者）

项目	评分内容	详解
病史	急性脊髓损伤（瘫痪）（1个月内）	（可查阅病历或询问患者）
	多发性创伤（1个月内）	在同一致病因素作用下，人体同时或相继有两个以上的解剖部位或器官受到创伤，且其中至少有一处是危及生命的严重创伤，或并发创伤性休克者（可查阅病历或询问患者）
实验室检查	抗心磷脂抗体阳性	查阅病历，若患者做了该项检查且结果为符合条目的描述，则勾选；若患者没有做该项检查或结果与条目描述不符，则不勾选
	凝血酶原 G20210A 阳性	
	因子 V Leiden 阳性	
	狼疮抗凝物阳性	
	血清同型半胱氨酸酶升高	
手术	计划小手术（≤45分钟）	指患者手术时间≤45分钟，患者术后立即评估时填写；治疗术后在1个月内，或行治疗当天需进行评分（术后超过1个月需取消对该项的勾选）。如 DSA 造影术需对此进行勾选
	大手术（>45分钟）	手术时间>45分钟，治疗术后在1个月内，或行治疗当天需进行评分（术后超过1个月需取消对该项的勾选）
	腹腔镜手术（>45分钟）	腹腔镜手术时间>45分钟，治疗术后在1个月内或行治疗当天需进行评分（术后超过1个月需取消对该项的勾选）
	关节镜手术	术后在1个月内，或行治疗当天需进行评分（术后超过1个月需取消对该项的勾选）
	中心静脉置管	包括 CVC、PICC、输液港，根据患者实际情况填写
	择期髋关节或膝关节置换术	患者在1个月之内行髋关节或膝关节置换手术，则勾选；患者行髋关节或膝关节置换术，术后当班评估时，需勾选（术后超过1个月需取消对该项的勾选）
	髋关节、骨盆或下肢骨折，多发性创伤（1个月内）	（可查阅病历或询问患者）

备注：

1. 极低风险 Caprini 评分 0 分：不预防。

2. 低风险 Caprini 评分 1～2 分：不预防或基础预防。建议抬高患肢 30° 或机械预防。

3. 中等风险 Caprini 评分 3 ～ 4 分：不伴高出血风险，使用低分子量肝素、普通肝素或机械预防；伴高出血风险仅使用机械预防。

4. 高风险 Caprini 评分 ≥ 5 分：不伴高出血风险，使用低分子量肝素、普通肝素同时联合机械预防。

注意：对 VTE 中、高危患者，如果同时存在较高的大出血风险或出血并发症，推荐应用机械预防，并动态评估出血风险，当出血风险降低后，建议改用药物预防或药物联合机械预防。

二、外科住院患者 VTE 风险与预防评估表（Caprini 量表）

科室：　　　　　床号：　　　　　姓名：　　　　　性别：　　　　　年龄：

住院号：　　　　入院时间：

1. VTE 风险评估

1 分项	2 分项	5 分项
□年龄 41 ～ 60（岁）	□年龄 61 ～ 74（岁）	□脑卒中（1 个月内）
□肥胖	□卧床 > 3 天	□急性脊髓损伤（瘫痪）
（体重指数 ≥ 25kg/m^2）	□恶性肿瘤	（1 个月内）
□不明原因反复流产史	□腹腔镜手术（> 45 分钟）	□择期髋或膝关节置换术
□妊娠或产褥期	□关节镜手术	
□口服避孕药或雌激素替代治疗	□其他大手术（> 45 分钟）	□髋关节、骨盆或下肢骨折，多发性创伤（1 个月内）
□因内科疾病卧床（< 3 天）	□中心静脉置管	
	3 分项	**预防措施**
□下肢水肿	□年龄 ≥ 75 岁	□使用相应的警示标识
□下肢静脉曲张	□VTE 家族史	□家属陪护
□炎性肠病史（溃疡性结肠炎、克罗恩病）	□既往 VTE 病史	□抬高患肢
□严重的肺部疾病（1 个月内）	□肝素诱导的血小板减少症	□早期下床活动
□肺功能异常（FEV$_1$% < 50%）	□已知的血栓形成倾向（包括抗凝血酶缺乏症，蛋白 C 或 S 缺乏，Leiden V 因子、凝血酶原 G20210A 突变，抗磷脂抗体综合征等）	□早期功能锻炼
□心力衰竭（1 个月内）		□穿梯度压力袜
□脓毒血症（1 个月内）		□气压治疗
□小手术（≤ 45 分钟）		□告知有关注意事项
		□遵医嘱抗凝治疗

总　　分：

评估结果：

评估日期：

评估时间：

总评分：低危 = 0 ～ 2 分　中危 3 ～ 4 分　高危 ≥ 5 分　　　护士签名：

续表

2. 出血风险评估 存在下列因素者，同时具有高出血风险，药物预防需慎重

□活动性出血	□腹部手术：术前贫血
□3个月内有出血事件	□复杂手术（联合手术、分离难度高
□活动性胃肠溃疡	或吻合超过一个的手术）
□严重肾或肝衰竭	□胰十二指肠切除术：败血症、胰瘘、
□血小板计数 < 50×10^9/L	手术部位出血
□已知、未治疗的出血疾病	□肝切除术：原发性肝癌、术前血红
□未控制的高血压	蛋白和血小板计数低
□腰椎穿刺、硬膜外或椎管内麻醉术前4小时至	□心脏手术：体外循环时间较长
术后12小时	□胸部手术：全肺切除术或扩张切除
□同时使用抗凝药、抗血小板药物治疗或溶栓药	术
物	□开颅手术
□凝血功能障碍	□脊柱手术
	□脊柱外伤
	□游离皮瓣重建手术

3. VTE 预防处方

低危	VTE 中 – 高危，出血风险高	VTE 中 – 高危，出血风险低
□早期活动	□间歇充气加压装置（IPC）	□机械预防措施（IPC 或 GCS）
□不进行任何	□梯度压力袜（GCS）	□低分子量肝素
预防措施	□其他（注明）：	□巴曲酶
	□不进行任何预防措施	□普通肝素
		□艾多沙班
		□利伐沙班
		□达比加群酯
		□华法林
		□其他（注明）：
		□不进行任何预防措施

评估日期：　　　　　评估时间：　　　　　医师签名：

三、外科出院患者 VTE 风险与预防评估表（Caprini 量表）（出院评估）

科室：　　　　床号：　　　　姓名：　　　　性别：　　　　年龄：

住院号：　　　入院时间：

1. VTE 风险评估

1 分项	2 分项	5 分项
□年龄 41 ～ 60（岁）	□年龄 61 ～ 74（岁）	□脑卒中（1 个月内）
□肥胖（体重指数 ≥ 25kg/m²）	□卧床 > 3 天	□急性脊髓损伤（瘫痪）（1 个月内）
	□恶性肿瘤	
□不明原因反复流产史	□腹腔镜手术（> 45 分钟）	□择期髋或膝关节置换术
□妊娠或产褥期	□关节镜手术	□髋关节、骨盆或下肢骨折，多发性创伤（1 个月内）
□口服避孕药或雌激素替代治疗	□其他大手术（> 45 分钟）	
	□中心静脉置管	
□因内科疾病卧床（< 3 天）	**3 分项**	**预防措施**
□下肢水肿	□年龄 ≥ 75 岁	□使用相应的警示标识
□下肢静脉曲张	□VTE 家族史	□家属陪护
□炎性肠病史（溃疡性结肠炎、克罗恩病）	□既往 VTE 病史	□抬高患肢
	□肝素诱导的血小板减少症	□早期下床活动
□严重的肺部疾病（1 个月内）	□已知的血栓形成倾向（包括抗凝血酶缺乏症，蛋白 C 或 S 缺乏，Leiden V 因子、凝血酶原 G20210A 突变，抗磷脂抗体综合征等）	□早期功能锻炼
□肺功能异常（$FEV_1\% < 50\%$）		□穿梯度压力袜
		□气压治疗
□心力衰竭（1 个月内）		□告知有关注意事项
□脓毒血症（1 个月内）		□遵医嘱抗凝治疗
□小手术（≤ 45 分钟）		**总分：**
		评估结果：
		评估日期：
		评估时间：

总评分：低危 = 0 ～ 2 分　　中危 3 ～ 4 分　　高危 ≥ 5 分　　护士签名：

2. 出血风险评估　存在下列因素者，同时具有高出血风险，药物预防需慎重

□活动性出血	□腹部手术：术前贫血
□ 3 个月内有出血事件	□复杂手术（联合手术、分离难度高或吻合超过一个的手术）
□活动性胃肠溃疡	
□严重肾或肝衰竭	□胰十二指肠切除术：败血症、胰瘘、手术部位出血
□血小板计数 $< 50 \times 10^9/L$	□肝切除术：原发性肝癌、术前血红蛋白和血小板计数低
□已知、未治疗的出血疾病	□心脏手术：体外循环时间较长
□未控制的高血压	□胸部手术：全肺切除术或扩张切除术
□腰椎穿刺、硬膜外或椎管内麻醉术前 4 小时至术后 12 小时	□开颅手术
	□脊柱手术
	□脊柱外伤
□同时使用抗凝药、抗血小板药物治疗或溶栓药物	□游离皮瓣重建手术
□凝血功能障碍	

3. VTE 预防处方

低危	VTE 中 – 高危，出血风险高	VTE 中 – 高危，出血风险低
□早期活动	□（必选）康复指导	□院外继续预防用药
□不进行任何预防措施	□（必选）随诊建议：本科室 / 血栓门诊	□（必选）康复指导
	□其他（注明）：	□（必选）随诊建议：本科室 / 血栓门诊
		□其他（注明）：

评估日期：　　　　　评估时间：　　　　　医师签名：

四、内科住院患者 VTE 风险与预防评估表（Padua 量表）

科室：　　　　床号：　　　　姓名：　　　　性别：　　　　年龄：

住院号：　　　入院时间：

1. VTE 风险评估

1 分项	2 分项	预防措施
□年龄≥70 岁	□近期（≤1 个月）创伤或外科手术	□使用相应的警示标识
□肥胖（体重指数≥25 kg/m^2）	**3 分项**	□家属陪护
□下肢静脉曲张	□恶性肿瘤活动期（肿瘤已切除或治愈除外）	□抬高患肢
□妊娠或产褥期	□既往 VTE 病史	□早期下床活动
□急性感染性疾病	□活动受限，预计卧床至少 3 天	□早期功能锻炼
□呼吸衰竭	□已知的血栓形成倾向（包括抗凝血酶缺乏症，蛋白 C 或 S 缺乏，Leiden V 因子、凝血酶原 G20210A 突变，抗磷脂抗体综合征等）	□穿梯度压力袜
□心力衰竭		□气压治疗
□缺血性脑卒中（3 个月内）		□告知有关注意事项
□心肌梗死（3 个月内）		□遵医嘱抗凝治疗
□肾病综合征		**总分：**
□正在服用雌激素替代治疗		**评估结果：**
□炎性肠病（溃疡性结肠炎、克罗恩病）		
□血小板增多症		

总评分：低危 0～3 分　　高危≥4 分	评估日期：　　　评估时间： 护士签名：

2. 出血风险评估　存在下列因素者，同时具有高出血风险，药物预防需慎重

□年龄≥85 岁 □3 个月内有出血事件 □活动性胃肠溃疡 □严重肾或肝衰竭 □血小板计数＜50×10^9/L	□已知、未治疗的出血疾病 □未控制的高血压 □腰椎穿刺、硬膜外或椎管内麻醉术前 4 小时至术后 12 小时 □同时使用抗凝药、抗血小板药物治疗或溶栓药物 □凝血功能障碍

续表

3. VTE 预防处方

低危	VTE 中 – 高危，出血风险高	VTE 中 – 高危，出血风险低
□早期活动 □不进行任何预防措施	□间歇充气加压装置（IPC） □梯度压力袜（GCS） □其他（注明）： □不进行任何预防措施	□机械预防措施 （IPC 或 GCS） □低分子量肝素 □巴曲酶 □普通肝素 □艾多沙班 □利伐沙班 □达比加群酯 □华法林 □其他（注明）： □不进行任何预防措施

评估日期：　　　　　评估时间：　　　　　医师签名：

五、内科出院患者 VTE 风险与预防评估表（Padua 量表）（出院评估）

科室：　　　　床号：　　　　姓名：　　　　性别：　　　　年龄：

住院号：　　　　入院时间：

1. VTE 风险评估

1 分项	2 分项	预防措施
□年龄≥70 岁	□近期（≤1 个月）创伤或外科手术	□使用相应的警示标识
□肥胖（体重指数≥25 kg/m²）	**3 分项**	□家属陪护
		□抬高患肢
□下肢静脉曲张	□恶性肿瘤活动期（肿瘤已切除或治愈除外）	□早期下床活动
□妊娠或产褥期		□早期功能锻炼
□急性感染性疾病	□既往 VTE 病史	□穿梯度压力袜
□呼吸衰竭	□活动受限，预计卧床至少 3 天	□气压治疗
□心力衰竭	□已知的血栓形成倾向（包括抗凝血酶缺乏症，蛋白 C 或 S 缺乏，Leiden V 因子、凝血酶原 G20210A 突变，抗磷脂抗体综合征等）	□告知有关注意事项
□缺血性脑卒中（3 个月内）		□遵医嘱抗凝治疗
□心肌梗死（3 个月内）		总分：
□肾病综合征		评估结果：
□正在服用雌激素替代治疗		
□炎性肠病（溃疡性结肠炎、克罗恩病）		
□血小板增多症		

总评分：低危 0～3 分　高危≥4 分	评估日期：　　　　评估时间：
	护士签名：

2. 出血风险评估　存在下列因素者，同时具有高出血风险，药物预防需慎重

□年龄≥85 岁	□已知、未治疗的出血疾病
□3 个月内有出血事件	□未控制的高血压
□活动性胃肠溃疡	□腰椎穿刺、硬膜外或椎管内麻醉术前 4 小时至术后 12 小时
□严重肾或肝衰竭	□同时使用抗凝药、抗血小板药物治疗或溶栓药物
□血小板计数＜50×10⁹/L	□凝血功能障碍

续表

3. VTE 预防处方

低危	VTE 中 – 高危，出血风险高	VTE 中 – 高危，出血风险低
□早期活动 □不进行任何预防措施	□（必选）康复指导 □（必选）随诊建议：本科室 /血栓门诊 □其他（注明）：	□院外继续预防用药 □（必选）康复指导 □（必选）随诊建议：本科室 / 血栓门诊 □其他（注明）：
评估日期：	评估时间：	医师签名：

六、产科住院患者 VTE 风险与预防评估表

科室：　　　　床号：　　　　姓名：　　　　性别：　　　　年龄：

住院号：　　　入院时间：

1. VTE 风险评估

产前因素	产后因素	临时因素
□年龄≥ 35 岁　　　　　1 分	□选择性剖宫产　　1 分	□制动（卧休≥ 48 小时）或脱水
□ BMI 28 ～ 34.9kg/m² 1 分	□早产分娩　　　　1 分	1 分
□产次≥ 3　　　　　　　1 分	□产后出血［≥ 1000ml 和（或）需要输血］	□全身性感染　1 分
□吸烟　　　　　　　　　1 分	1 分	□妊娠剧吐　　3 分
□一级亲属存在雌激素相关或 无明显诱因的 VTE 家族史 1 分	□中位产钳或 K 氏产钳 1 分	□妊娠期或产褥期有 外科手术史，除外 会阴修补术，如阑 尾切除、产后绝育、 骨折
□下肢静脉曲张　　　　　1 分	□产程延长（≥ 24 小时） 1 分	3 分
□体外辅助生殖技术、体外受精 1 分	□死胎　　　　　　1 分	□卵巢过度刺激综合 征（OHSS）
□多胎妊娠　　　　　　　1 分	□产时剖宫产　　　2 分	4 分
□孕前糖尿病　　　　　　1 分	□子宫切除术　　　2 分	
□子痫前期　　　　　　　1 分		
□ BMI ≥ 35 kg/m²　　　2 分		
□大手术后的 VTE 史　　3 分		
□遗传性易栓症，但未曾发生 VTE 3 分		
□内科合并症：肿瘤；心力衰竭； SLE（活动期）；多发性关节炎或 炎症性肠病；肾病综合征；1 型糖 尿病肾病；镰状细胞病；静脉注射 吸毒者等　　　　　　　3 分		
□既往或孕期新发的 VTE（除外大手 术后发生），复发性 VTE（2 次或 以上）　　　　　　　　4 分		

总评分：低危 0 ～ 1 分　　高危 产前 =3 分或产后 2 ～ 3 分　　极高危≥ 4 分

评估日期：　　　　　评估时间：　　　　　护士签名：

总分：　　　　　　　评估结果：

2. 出血风险评估 存在下列因素者，同时具有高出血风险，药物预防需慎重

□年龄≥ 85 岁 □ 3 个月内有出血事件 □活动性胃肠溃疡 □严重肾或肝衰竭 □血小板计数＜ 50×10^9/L	□已知、未治疗的出血疾病 □未控制的高血压 □腰椎穿刺、硬膜外或椎管内麻醉术前 4 小时至 　术后 12 小时 □同时使用抗凝药、抗血小板治疗或溶栓药物 □凝血功能障碍

3. VTE 预防处方

低危	VTE 中 – 高危，出血风险高	VTE 中 – 高危，出血风险低
□早期活动 □不进行任何预防 　措施	□间歇充气加压装置（IPC） □梯度压力袜（GCS） □其他（注明）： □不进行任何预防措施	□机械预防措施（IPC 或 GCS） □低分子量肝素 □巴曲酶 □普通肝素 □艾多沙班 □利伐沙班 □达比加群酯 □华法林 □其他（注明）： □不进行任何预防措施

评估日期：　　　　　　评估时间：　　　　　　医师签名：

七、产科出院患者 VTE 风险与预防评估表（出院评估）

科室：　　　　　床号：　　　　　姓名：　　　　　性别：　　　　　年龄：

住院号：　　　　入院时间：

1. VTE 风险评估

产前因素		产后因素	临时因素
□年龄 ≥ 35 岁	1分	□选择性剖宫产	□制 动（卧 休
□ BMI 28 ～ 34.9kg/m^2	1分	1分	≥ 48 小时）或
□产次 ≥ 3	1分	□早产分娩	脱水　　　1分
□吸烟	1分	1分	□全身性感染
□一级亲属存在雌激素相关或无明显诱因的 VTE		□产后出血〔≥	1分
家族史	1分	1000ml 和（或）	□妊娠剧吐 3分
□下肢静脉曲张	1分	需要输血〕	□妊娠期或产褥
□体外辅助生殖技术、体外受精	1分	1分	期有外科手术
□多胎妊娠	1分	□中位产钳或 K	史，除外会阴
□孕前糖尿病	1分	氏产钳 1分	修补术，如阑
□子痫前期	1分	□产 程 延 长	尾切除、产后
□ BMI ≥ 35kg/m^2	2分	（≥24小时）	绝育、骨折
□大手术后的 VTE 史	3分	1分	3分
□遗传性易栓症，但未曾发生 VTE	3分	□死胎 1分	□卵巢过度刺激
□内科合并症：肿瘤；心力衰竭；SLE（活动期）；		□产时剖宫产	综合征（OHSS）
多发性关节炎或炎症性肠病；肾病综合征；1 型		2分	4分
糖尿病肾病；镰状细胞病；静脉注射吸毒者等		□子宫切除术	
	3分	2分	
□既往或孕期新发的 VTE（除外大手术后发生），			
复发性 VTE（2 次或以上）	4分		

总评分：低危 0 ～ 1 分　高危 产前 =3分或产后 2 ～ 3 分　极高危 ≥ 4 分

评估日期：　　　　　　　评估时间：　　　　　　　护士签名：		
总分：　　　　　　　　　评估结果：		

续表

2. 出血风险评估 存在下列因素者，同时具有高出血风险，药物预防需慎重

□年龄≥ 85 岁	□已知、未治疗的出血疾病
□ 3 个月内有出血事件	□未控制的高血压
□活动性胃肠溃疡	□腰椎穿刺、硬膜外或椎管内麻醉
□严重肾或肝衰竭	术前 4 小时至术后 12 小时
□血小板计数＜ 50×10^9/L	□同时使用抗凝药、抗血小板药物
	治疗或溶栓药物
	□凝血功能障碍

3. VTE 预防处方

低危	VTE 中 – 高危，出血风险高	VTE 中 – 高危，出血风险低
□早期活动	□（必选）康复指导	□院外继续预防用药
□不进行任何预防	□（必选）随诊建议：本科室 / 血	□（必选）康复指导
措施	栓门诊	□（必选）随诊建议：本科
	□其他（注明）：	室 / 血栓门诊
		□其他（注明）：

评估日期：　　　　　　评估时间：　　　　　医师签名：

八、深静脉血栓形成（DVT）临床可能性评分表（Wells 量表）

科室：　　　　　姓名：　　　　　　　性别：　　　　　　　年龄：

床号：　　　　　住院号：

简化 Wells 评分	评分
活动性癌症	☐ 1 分
下肢瘫痪或近期下肢石膏固定	☐ 1 分
近期卧床＞ 3 天或近 4 周内接受过大手术	☐ 1 分
沿深静脉走行的局部压痛	☐ 1 分
全下肢肿胀	☐ 1 分
与健侧相比，小腿周径增大＞ 3cm	☐ 1 分
DVT 病史	☐ 1 分
凹陷性水肿	☐ 1 分
浅静脉侧支循环（非静脉曲张）	☐ 1 分
可做出非 DVT 的其他诊断	☐ –2 分
临床可能性评价：低度 0 分；中度 1 ～ 2 分；高度≥ 3 分；若双侧下肢均有症状，以症状严重的一侧为准	总评分
	风险等级

评估时间：　　　　　　　　　　医师签名：

九、肺栓塞（PE）临床可能性评分表（Wells 量表）

科室：　　　　　　姓名：　　　　　　　性别：　　　　　　　年龄：

床号：　　　　住院号：

简化 Wells 评分	评分
PE/DVT 病史	□ 1 分
4 周内手术 / 制动史	□ 1 分
活动性肿瘤	□ 1 分
心率（次 / 分）≥ 100	□ 1 分
咯血	□ 1 分
DVT 症状或体征	□ 1 分
其他鉴别诊断的可能性低于 PE	□ 1 分
总评分：	
临床可能性评价：低度 0 ～ 1 分；高度 ≥ 2 分　风险等级	
评估时间：　　　　　　　　　　　　医师签名：	

第十九章

知情同意书

一、VTE 预防性抗凝治疗知情同意书

科室：　　住院号：　　姓名：　　性别：　　年龄：　　床号：

疾病介绍和治疗建议：

静脉血栓栓塞症（VTE）包括肺动脉栓塞（PE）和深静脉血栓形成（DVT）两种临床表现形式，是一组遗传、环境及行为等多种危险因素共同作用的全身性疾病，也是住院患者常见并发症和重要的死亡原因之一。积极有效的预防可以显著降低其发生率。依据 VTE 风险评估结果，您目前患 VTE 的风险为中危 / 高危，在住院期间有可能发生 PE 或 DVT。一旦发生，不仅影响身体健康和生活质量，严重时甚至威胁生命安全。根据您目前的病情，需要进行 VTE 的预防性抗凝治疗。

治疗中需要注意的问题及潜在风险和对策：

医师告知我预防性抗凝治疗可以减少致死性 VTE 的发生，但并非百分之百有效，具体的治疗方案根据不同患者的情况有所不同，治疗过程中或治疗后可能发生一些并发症或其他风险（有些不常见的风险可能没有在此列出），造成患者身体不同程度的损害，严重者可能导致患者死亡。如果我有

特殊的问题可与我的医师详细讨论：

治疗风险包括但不限于以下几点：

1. 出血：可能出现不同部位的出血表现。

2. 血小板减少症。

3. 过敏反应：紫癜、皮疹、发热，或注射部位瘙痒、红斑、硬结、疱疹、皮肤坏死等；脸部、嘴唇、舌头、喉咙肿胀等，或恶心、呕吐、出汗、荨麻疹、呼吸困难等。

4. 肝功能异常：如 γ- 谷氨酰胺转移酶、丙氨酸氨基转移酶等指标异常。

5. 治疗无效，在预防性抗凝治疗期间依然有血栓形成风险。

6. 皮肤发热或变色、手脚皮肤呈黑色或蓝色。

7. 长期使用可引起骨质疏松和自发性骨折。

8. 其他无法预料或防范的不良后果。

特殊风险和主要高危因素：

我理解由于不同患者的体质和病情不同，我还可能出现以下特殊并发症或风险： _____。一旦发生，医师将会积极予以救治。

患者知情选择：

医师已经告知我的病情、将要采取的预防性抗凝治疗措施、治疗中需要注意的事项、该治疗及可能发生的风险。

由于病情有可能随时发生变化，需要临时变更诊疗方案，我同意在紧急情况时，为保障我的生命安全医师可以实施必要的救治措施，我愿意承担全部医疗费用。

在治疗开始之前，我可以随时签署拒绝医疗的意见，以取消本同意书的决定。

我已详细阅读以上内容，对医师详细告知的各种风险表示完全理解，经

慎重考虑，我＿＿＿＿＿＿（同意 / 不同意）进行 VTE 的预防性抗凝治疗。

患者签名：＿＿＿＿＿＿＿

日期：＿＿＿＿年＿＿月＿＿日＿＿时＿＿＿分

患者授权委托人签名：＿＿＿＿＿＿＿与患者关系：＿＿＿＿＿＿

日期：＿＿＿＿年＿＿月＿＿日＿＿时＿＿＿分

医师签名：＿＿＿＿＿＿＿

日期：＿＿＿＿年＿＿月＿＿日＿＿时＿＿＿分

二、VTE 抗凝治疗知情同意书

科室：　　住院号：　　姓名：　　性别：　　年龄：　　床号：

疾病介绍和治疗建议：

　　静脉血栓栓塞症（VTE）包括肺动脉栓塞（PE）和深静脉血栓形成（DVT）两种临床表现形式，是一组遗传、环境及行为等多种危险因素共同作用的全身性疾病，也是住院患者常见并发症和重要的死亡原因之一，严重影响患者的身体健康和生活质量。根据您目前的病情，需要进行 VTE 的抗凝治疗。

　　治疗中需要注意的问题及潜在风险和对策：

　　医师告知我积极规范有效的治疗可以降低 VTE 的致残率及死亡率，但并非百分之百有效，具体的治疗方案根据不同患者的情况有所不同，治疗过程中或治疗后可能发生一些并发症或其他风险（有些不常见的风险可能没有在此列出），造成患者身体不同程度的损害，严重者可能导致患者死亡。

　　治疗风险包括但不限于以下几点：

1. 出血：可能出现不同部位的出血表现。一旦发生出血，与血栓治疗相矛盾，抗凝治疗只能停药或减量，血栓病情可能加重。

2. 血小板减少症。

3. 过敏反应：紫癜、皮疹、发热，或注射部位瘙痒、红斑、硬结、疱疹、皮肤坏死等；脸部、嘴唇、舌头、喉咙肿胀等，或恶心、呕吐、出汗、荨麻疹、呼吸困难等。

4. 肝功能异常：如 γ- 谷氨酰胺转移酶、丙氨酸氨基转移酶等指标异常。

5. 治疗无效，在抗凝治疗期间依然有血栓加重风险。

6. 皮肤发热或变色、手脚皮肤呈黑色或蓝色。

7. 长期使用可引起骨质疏松和自发性骨折。

8. 其他无法预料或防范的不良后果。

特殊风险和主要高危因素：

我理解由于不同患者的体质和病情不同，我还可能出现以下特殊并发症或风险：＿＿＿＿＿＿＿＿＿＿＿＿＿＿＿＿＿＿＿＿。一旦发生，医师将会积极予以救治。

患者知情选择：

医师已经告知我的病情、将要采取的抗凝治疗措施、治疗中需要注意的事项、该治疗及可能发生的风险。

由于病情有可能随时发生变化，需要临时变更诊疗方案，我同意在紧急情况时，为保障我的生命安全医师可以实施必要的救治措施，我愿意承担全部医疗费用。

治疗开始之前，我可以随时签署拒绝医疗的意见，以取消本同意书的决定。

我已详细阅读以上内容，对医师详细告知的各种风险表示完全理解，经

慎重考虑，我＿＿＿＿（同意／不同意）进行 VTE 的抗凝治疗。

患者签名：＿＿＿＿＿＿＿＿＿

日期：＿＿＿＿年＿＿月＿＿日＿＿时＿＿分

患者授权委托人签名：＿＿＿＿＿＿＿＿与患者关系：＿＿＿＿＿＿

日期：＿＿＿＿年＿＿月＿＿日＿＿时＿＿分

医师签名：＿＿＿＿＿＿＿＿

日期：＿＿＿＿年＿＿月＿＿日＿＿时＿＿分

三、VTE 溶栓治疗知情同意书

科室：　　　住院号：　　　姓名：　　　性别：　　　年龄：　　　床号：

疾病介绍和治疗建议：

静脉血栓栓塞症（VTE）是包括深静脉血栓形成（DVT）和肺动脉栓塞症（PE）在内的一组血栓栓塞疾病，是住院患者常见的并发症，也是医院内非预期死亡的重要原因，可能导致患者持续存在严重慢性并发症，严重影响患者的身体健康和生活质量。积极的溶栓治疗可以降低致残率及死亡率。根据您目前的病情，需要进行 VTE 的溶栓治疗。

治疗中需要注意的问题及潜在风险和对策：

医师告知我溶栓治疗可以降低致残率及死亡率，但并非百分之百有效，具体的治疗方案根据不同患者的情况有所不同，治疗过程中或治疗后可能发生一些并发症或其他风险（有些不常见的风险可能没有在此列出），造成患者身体不同程度的损害，严重者可能导致患者死亡。

治疗风险包括但不限于以下几点：

1. 不同部位出血：如注射或穿刺部位局部血肿；出血性脑血管意外；有出血倾向的器官损伤。

2. 出血风险的增加：一旦发生出血，与血栓治疗相矛盾，溶栓治疗只能停药，血栓病情可能加重。

3. 过敏反应发生：如引起支气管痉挛、皮疹和发热。

4. 溶栓过程中静脉血栓脱落，阻塞于肺动脉，加重肺栓塞。

5. 血细胞比容或血红蛋白降低。

6. 偶见心律失常。

7. 罕见血压下降。

8. 治疗无效。

9. 其他不可预料或无法防范的不良后果。

特殊风险和主要高危因素：

我理解由于不同患者的体质和病情不同，我还可能出现以下特殊并发症或风险：＿＿＿＿＿＿＿＿＿＿＿＿＿＿＿＿＿＿＿。一旦发生，医师将会积极予以救治。

患者知情选择：

医师已经告知我的病情、将要采取的溶栓治疗措施、治疗中需要注意的事项、该治疗及可能发生的风险。

由于病情有可能随时发生变化，需要临时变更诊疗方案，我同意在紧急情况时，为保障我的生命安全医师可以实施必要的救治措施，我愿意承担全部医疗费用。

在治疗开始之前，我可以随时签署拒绝医疗的意见，以取消本同意书的决定。

我已详细阅读以上内容，对医师详细告知的各种风险表示完全理解，经

慎重考虑，我_____（同意 / 不同意）进行 VTE 溶栓治疗。

患者签名：_____

日期：_____年____月____日____时____分

患者授权委托人签名：_____与患者关系：_____

日期：_____年____月____日____时____分

医师签名：_____

日期：_____年____月____日____时____分

第三部分

高危科室
VTE 评估和
预防方案

第二十章

肾病学科肺栓塞和深静脉血栓形成评估和预防方案

一、VTE 风险评估

所有患者由护士参照 Padua 量表进行初评，医生复评，明确 VTE 风险级别，进一步明确有无出血危险因素，抗凝禁忌证，结合临床表现综合评估。

出血风险包括患者的个体因素：一般状态、年龄、体重、肝肾功能、凝血功能等；原发疾病情况；合并疾病情况（未控制的高血压、活动性出血等）；合并用药情况（抗血小板药物、抗凝药物、止血药物、激素等）及是否有侵入性操作或手术等。

将评估结果分为低危、中危、高危，给予相应处理。住院期间根据病情变化及时动态评估。

二、肾病学科基础预防和机械预防措施

（一）基础预防措施

1.正确评估患者 VTE 风险，并在疾病过程中动态评估。

2.注重预防静脉血栓知识宣教，指导早期康复锻炼。

（二）机械预防措施

应用间歇充气加压装置。该装置利用压力促使下肢静脉血流速度增加，减少血液淤滞，降低下肢 DVT 形成的风险，而且不增加肺栓塞事件的发生率。相对于抗凝药物，机械预防出血风险较小，操作简便，容易被患者接受。对于 VTE 中危、高危的患者，如果存在药物预防的禁忌证，则机械预防是其重要选择；对于低危的患者，机械预防也能有效降低 VTE 的发生。应用前宜常规筛查禁忌证。

下列情况禁用或慎用机械预防措施：①充血性心力衰竭、肺水肿或下肢严重水肿；②下肢 DVT 形成、肺栓塞发生或血栓性静脉炎；③间歇充气加压装置不适用于下肢局部异常的患者，如皮炎、坏疽、近期接受皮肤移植手术；④下肢血管存在严重动脉硬化或狭窄、其他缺血性血管病（糖尿病性外周血管病变等）和下肢严重畸形等。

三、肾病学科药物预防措施

（一）药物预防时机

所有 VTE 风险评估为中危、高危，且出血风险低的患者，排除禁忌证，均可采用药物预防。

（二）药物预防禁忌证

1. 绝对禁忌证　①近期有活动性出血及凝血功能障碍；②血小板计数 $< 20 \times 10^9 /L$；③严重头颅外伤或急性脊髓损伤；④骨筋膜室综合征；⑤肝素诱导的血小板减少症病史者，禁用肝素和低分子量肝素；⑥华法林具有致畸性，孕妇禁用。

2. 相对禁忌证　①近期颅内出血、胃肠道出血病史；②急性颅内损害或肿物；③血小板计数减少至（$20 \sim 100$）$\times 10^9$ /L；④类风湿视网膜病，有眼底出血风险者。

（三）常用药物治疗

低分子量肝素钠、华法林、达比加群酯、利伐沙班、吲哚布芬、硫酸氯吡格雷、阿司匹林等。

四、肾病学科相关疾病 VTE 预防方案

（一）肾病综合征

1. 肾病综合征患者合并静脉血栓风险较高，尤其膜性肾病患者发生静脉血栓栓塞的风险最高。2012 年 KGIDO 临床实践指南肾小球肾炎部分建议：如果膜性肾病患者的血清白蛋白水平＜ 2.0 ～ 2.5g/dl，伴有血栓形成额外的危险因素［如蛋白尿＞ 10g/24h、BMI ＞ 35kg/m²、有遗传易感性的血栓栓塞家族史、充血性心力衰竭（NYHA 分级：Ⅲ级和Ⅳ级）、近期腹部或骨科手术史、长期制动］，应该考虑抗凝治疗。

2. 预防性抗凝的禁忌证包括不能配合的患者、出血性疾病、既往消化道出血史、易出血的中枢神经系统损伤、影响华法林代谢或疗效的遗传性异常。KDIGO 没有提到的另一个风险是发生抗凝剂相关性肾病。但是目前没有前瞻性的随机试验研究预防性抗凝。将来 KDIGO 临床实践指南可能会修订这些建议。

3. 肾病综合征并发血栓栓塞的危险因素：高龄，肥胖，长期卧床，有心血管疾病，高血压，肿瘤病史，近期行全身麻醉外科手术或下肢骨折，留置静脉导管，血管内血容量不足，应用利尿剂、类固醇激素、避孕药物，血清白蛋白低（膜性肾病患者白蛋白＜ 25g/L），高脂蛋白血症，纤维蛋白原及 D-二聚体升高等。

膜性肾病合并血栓形成发生率最高，可高达 62%；其次为膜增生性肾炎、微小病变和局灶节段性肾小球硬化。继发的肾病综合征，尤其是狼疮性肾炎及淀粉样变也常合并血栓形成。

4.实施方案：临床诊断肾病综合征的患者，若血清白蛋白低于 25g/L，评估出血及抗凝禁忌后，预防性给予低分子量肝素，出院时改用华法林，并定期监测凝血功能，动态评估，根据具体情况调整用药方案。

（二）深静脉置管患者

1.拟行深静脉置管前再次评估患者 VTE 风险。

2.带管期间定期行导管护理，导管抽吸，确保通畅，标准剂量肝素封管。

3.拔管前常规行深静脉超声检查，若发现深静脉血栓，于外科造影下拔管，必要时采取放置静脉滤网等措施，防止血栓并发症发生。

（三）慢性肾脏病合并 VTE 的抗凝治疗方案

1.建议将 CKD-EPI 公式或 C-G 公式作为 VTE 合并慢性肾脏病（chronic kidney disease，CKD）患者的 eGFR 估算公式。在老年患者和体重较轻或超重的特殊人群中，建议联合应用 C-G 公式和 CKD-EPI 公式来提高重大出血风险的预测能力。VTE 合并 CKD 患者抗凝治疗出血风险升高。

2.华法林是 CKD 合并 VTE 合并患者，尤其是终末期肾病（end-stage renal disease，ESRD）患者长期服用抗凝药物的首选。应用华法林抗凝过程中，应注意密切监测 INR、TTR 和肾功能，并密切关注出血风险、血管钙化风险和华法林相关肾病风险。

3.利伐沙班可选择性地应用于 CKD 合并 VTE 患者的抗凝治疗。

（1）利伐沙班可用于 eGFR $\geq$ 50ml/（min·1.73 m^2）的 CKD 合并 VTE 患者的抗凝治疗，且无须调整剂量。

（2）利伐沙班可减量用于 eGFR 30～49ml/（min·1.73 m^2）的 CKD 合并 VTE 患者的抗凝治疗，维持剂量为 15mg，每天 1 次。

（3）利伐沙班应慎用于 eGFR 15～29ml/（min·1.73 m^2）的 CKD 合并 VTE 的患者；不建议未透析的 ESRD 患者使用利伐沙班抗凝。

（4）透析患者使用利伐沙班抗凝，建议剂量为 10mg，每天 1 次。

4.达比加群酯可选择性地应用于 CKD 合并 VTE 患者的抗凝治疗。

（1）达比加群酯可用于 eGFR ≥ 50ml/（min·1.73 m²）的 CKD 合并 VTE 患者的抗凝治疗，且无须调整剂量。

（2）达比加群酯可减量用于 eGFR 30 ～ 49ml/（min·1.73 m²）的 CKD 合并 VTE 患者的抗凝治疗，维持剂量为 110mg，每天 2 次。

（3）达比加群酯禁用于 eGFR < 30ml/（min·1.73 m²）的患者。

5.普通肝素可用于 CKD 合并 VTE 患者的初始抗凝治疗，需要根据 APTT 调整剂量。

6.LMWH 可选择性地应用于 CKD 合并 VTE 患者的抗凝治疗，需要根据 eGFR 水平调整 LMWH 剂量和用药间隔。建议对 4 ～ 5 期 CKD 患者监测 Xa 因子活性。

7.建议采用 HAS-BLED 评分（表 20-1）评估 CKD 合并 VTE 患者抗凝治疗的出血风险。

表 20-1　HAS-BLED 评分

字母代号	临床疾病	评分
H（hypertension）	高血压（收缩压> 160mmHg，1mmHg= 0.133kPa）	1
A（abnormal renal and liver function）	肝、肾功能不全（各 1 分）	1 或 2
S（stroke）	卒中史	1
B（bleeding）	出血史	1
L（labile INRs）	INR 波动	1
E（elderly）	年龄> 65 岁	1
D（drugs or alcohol）	药物（抗血小板药物或非甾体抗炎药联用）或嗜酒（各 1 分）	1 或 2

得分≥ 3 分提示出血风险高危；INR（international normalized ratio），国际标准化比值

8.CKD 合并 VTE 患者抗凝治疗期间，应监测肾功能，如出现肾功能不明原因恶化，应考虑抗凝剂肾病可能，必要时需要进行肾活检以确认。避免过度抗凝是最好的防治抗凝剂肾病的方法。

9. 结合 eGFR 水平和抗凝阶段选择合适的抗凝药物。

（1）eGFR ≥ 50ml/（min·1.73m²）的 CKD 合并 VTE 的患者，初始抗凝可以选择利伐沙班、阿哌沙班、LMWH 或普通肝素；长期抗凝可选择利伐沙班、阿哌沙班、艾多沙班和达比加群酯等直接口服抗凝剂（DOAC）或华法林。

（2）eGFR 30 ～ 49 ml/（min·1.73m²）的 CKD 合并 VTE 的患者，初始抗凝可以选择阿哌沙班、利伐沙班、LMWH 或普通肝素；长期抗凝可选择阿哌沙班、利伐沙班、艾多沙班、达比加群酯等 DOAC 或华法林。利伐沙班、艾多沙班和达比加群酯需要减量，阿哌沙班和 LMWH 无须常规调整剂量。

（3）eGFR 15 ～ 29ml/（min·1.73 m²）的 CKD 合并 VTE 患者，初始抗凝可以选择普通肝素、低剂量阿哌沙班或阿加曲班，慎重选用部分低剂量 LMWH（依诺肝素、达肝素、亭扎肝素）；长期抗凝可选择华法林或低剂量阿哌沙班、艾多沙班。

（4）eGFR ＜ 15ml/（min·1.73 m²）的未透析 CKD 合并 VTE 患者，初始抗凝可以选择普通肝素或阿加曲班；长期抗凝可选择华法林。

（5）透析患者，初始抗凝可以选择普通肝素、LMWH、低剂量利伐沙班、阿哌沙班；长期抗凝可选择低剂量利伐沙班、低剂量阿哌沙班或华法林。

10. CKD 合并 VTE 患者，在抗凝治疗前，应评估基线肾功能和风险 – 效益比；在抗凝治疗中，应监测肾功能，定期评估风险 – 效益比。

第二十一章

血管外科肺栓塞和深静脉血栓形成评估和预防方案

一、院内 VTE 的预防

对所有患者入院时进行 VTE 风险评估，包括确诊的 VTE 患者。对手术患者建议采用 Caprini 量表，对非手术患者建议采用 Padua 量表。鉴于抗凝预防本身潜在的出血并发症，应对所有需要预防的住院患者进行出血风险和其他可能影响预防的因素评估。患者入院、转科、病情变化、出院时，需要进行动态评估。

（一）VTE 风险评估

1. 评估对象　所有住院患者，特别是 VTE 高风险科室的住院患者。

2. 执行人　护士做初步评估（亦可考虑由患者或家属自行评估）后，由医师确认评估。

3. 评估内容　患者因素、外科因素、内科因素、治疗相关因素等。

4. 评估量表　对手术患者建议采用 Caprini 量表，对非手术患者建议采用 Padua 量表。

5. 评估时机　患者入院、转科、病情变化、出院时，需要进行动态评估。

（二）出血风险评估

1. 评估对象　所有需要进行 VTE 预防的住院患者。

2. 执行人　主管医师。

3. 评估内容　患者因素、基础疾病、合并用药情况、侵入性操作等。

4. 评估时机　患者入院、转科、病情变化、出院时，需要进行动态评估。

二、VTE 预防策略

在充分评估 VTE 风险和出血风险的基础上，选择个体化预防措施，并根据动态评估结果调整预防策略（表 21-1）。

表 21-1　不同危险分层患者 VTE 预防策略

危险分层	预防策略	执行人
VTE 低危患者	基础预防措施	患者和（或）家属
出血风险低的 VTE 中危患者	药物预防或机械预防措施	医师和（或）护士
出血风险高的 VTE 中危患者	机械预防措施	医师和（或）护士
出血风险低的 VTE 高危患者	药物预防或药物预防联合机械预防措施	医师和（或）护士
出血风险高的 VTE 高危患者	机械预防措施	医师和（或）护士

三、院内 VTE 的诊断和治疗

严格按照 DVT 和 PE 的诊疗流程对医院内 VTE 进行临床识别和处理。发现疑诊患者时可通过医院内 VTE 绿色通道（图 21-2）进行会诊、转诊与救治。

表 21-2　院内 VTE 绿色通道流程图

一	医师急会诊时间 ≤ 10 分钟。
二	急诊科完成 POCT（肌酸激酶同工酶、肌红蛋白、肌钙蛋白、B 型钠尿肽、D- 二聚体）检查时间 ≤ 20 分钟。
三	床旁心脏彩超和下肢彩超检查从接到通知到完成检查 ≤ 60 分钟

四	肺动脉 CT 造影从接到通知到完成检查 ≤ 30 分钟
五	介入室激活时间 ≤ 30 分钟
六	明确患者是否需要行急诊介入 / 手术，需要行急诊介入 / 手术的患者则按转送流程送入介入室 / 手术室；不需要行急诊介入 / 手术的患者，则根据病情转专科进一步救治

血管外科负责 DVT 伴或不伴 PE 的会诊、转诊与救治。发现疑诊 DVT 伴或不伴 PE 患者，由血管外科住院总医师会诊；如遇复杂或高危病例，由心血管外科住院总医师请血管病专业组医师会诊协助解决。

根据是否已经发生血栓、血栓部位、病程长段，以及 VTE 风险评估、是否有抗凝禁忌和病种等情况，规范血管外科专科化 VTE 防治方案如下。

1. 无 DVT，无 PE，VTE 风险评估为低危的所有患者 尽早活动，机械预防。

2. 无 DVT，无 PE，VTE 风险评估为中危或高危，无抗凝禁忌的患者

（1）医生与家属沟通并签署预防性抗凝治疗知情同意书。

（2）预防性抗凝治疗：

中危：低分子量肝素，2000U，ih，Qd；

高危：低分子量肝素，4000U，ih，Qd。

（3）机械预防。

3. 无 DVT，无 PE，VTE 风险评估为中危或高危，有抗凝禁忌的患者 包括但不限于：主动脉夹层、活动性出血或出血倾向、Hb < 60g/L、Plt < 60 × 10^9/L，BP > 220/120mmHg，严重肝功能异常，未使用抗凝药物前已出现凝血功能异常等。

（1）医生与家属沟通并签署预防性抗凝治疗知情同意书。

（2）尽快消除抗凝禁忌后（比如主动脉夹层进行手术治疗，控制出血，纠正贫血，纠正低血小板血症，控制恶性高血压，肝功能恢复等），尽早开始预防性抗凝治疗。

中危：低分子量肝素，2000U，ih，Qd；

高危：低分子量肝素，4000U，ih，Qd。

（3）机械预防。

4. 周围型 DVT，无 PE，无抗凝禁忌的患者

（1）绝对卧床 2 周，禁止按摩或挤压患肢，降低下肢栓子脱落风险。

（2）医生与家属沟通并签署抗凝治疗知情同意书。

（3）住院期间抗凝治疗：

低分子量肝素：100U/kg，ih，Q12h，APTT 目标值为正常参考值的 1.5～2 倍。

华法林：3mg，po，Qd，INR 目标值为 2～3，75 岁以上目标值为 1.8～2.5。

（4）出院后口服抗凝治疗，据情况选择华法林或新型口服抗凝剂（NOAC）。

5. 周围型 DVT，有 PE，无抗凝禁忌的患者

（1）绝对卧床 2 周，禁止按摩或挤压患肢，降低下肢栓子脱落风险。

（2）医生与家属沟通并签署抗凝治疗知情同意书。建议患方行下腔静脉滤器植入术，术后抗凝，联用或不联用溶栓治疗。

（3）住院期间抗凝治疗：

低分子量肝素：100U/kg，ih，Q12h，APTT 目标值为正常参考值的 1.5～2 倍。

华法林：3mg，po，Qd，INR 目标值为 2～3，75 岁以上目标值为 1.8～2.5。

（4）在说明书规定时限内，取出下腔静脉滤器。

（5）出院后口服抗凝治疗，据情况选择华法林或 NOAC。

6. 中央型急性期 DVT，无 PE，无抗凝禁忌的患者

（1）绝对卧床 2 周，禁止按摩或挤压患肢，降低下肢栓子脱落风险。

（2）医生与家属沟通并签署抗凝治疗知情同意书。

①此类患者发生 PE 风险高，建议患方行下腔静脉滤器植入术，若植入滤器，术后抗凝，联用或不联用溶栓治疗。

②若患方不考虑行下腔静脉滤器植入，家属签字，单纯抗凝治疗。

（3）住院期间抗凝治疗：

低分子量肝素：100U/kg，ih，Q12h，APTT 目标值为正常参考值的 1.5 ～ 2 倍。

华法林：3mg，po，Qd，INR 目标值为 2 ～ 3，75 岁以上目标值为 1.8 ～ 2.5。

（4）根据肢体有无明显的静脉回流受阻，在有滤器保护的前提下，酌情给予 CDT 治疗。

（5）在说明书规定时限内，取出下腔静脉滤器。

（6）出院后口服抗凝治疗，据情况选择华法林或 NOAC。口服抗凝治疗疗程持续 3 ～ 6 个月，据复查下肢血管彩超情况决定是否继续抗凝。

7. 中央型急性期 DVT，有轻中度 PE，无抗凝禁忌的患者

（1）绝对卧床 2 周，禁止按摩或挤压患肢，降低下肢栓子脱落风险。

（2）医生与家属沟通并签署抗凝治疗知情同意书。

①此类患者 PE 加重，发生致死性 PE 风险高，强烈建议行下腔静脉滤器植入术，术后抗凝，联用或不联用溶栓治疗。

②若患方不考虑行下腔静脉滤器植入，家属签字，单纯抗凝治疗。

（3）住院期间抗凝治疗：

低分子量肝素：100U/kg，ih，Q12h，APTT 目标值为正常参考值的 1.5 ～ 2 倍。

华法林：3mg，po，Qd，INR 目标值为 2 ～ 3，75 岁以上目标值为 1.8 ～ 2.5。

（4）根据肢体有无明显的静脉回流受阻，在有滤器保护的前提下，酌情给予 CDT 治疗。

（5）在说明书规定时限内，取出下腔静脉滤器。

（6）出院后口服抗凝治疗，据情况选择华法林或 NOAC。口服抗凝治疗疗程持续 6 个月以上，据复查下肢血管彩超情况决定是否继续抗凝。

8. 中央型急性期 DVT，有中重度 PE，无抗凝禁忌的患者

（1）绝对卧床 2 周，禁止按摩或挤压患肢，降低下肢栓子脱落风险。

（2）医生与家属沟通并签署抗凝治疗知情同意书。

①此类患者 PE 加重，发生致死性 PE 风险高，强烈建议行下腔静脉滤器植入术，术后抗凝，联用或不联用溶栓治疗。

②若患方不考虑行下腔静脉滤器植入，家属签字，单纯抗凝治疗。

（3）住院期间抗凝治疗：

低分子量肝素：100U/kg，ih，Q12h，APTT 目标值为正常参考值的 1.5～2 倍。

华法林：3mg，po，Qd，INR 目标值为 2～3，75 岁以上目标值为 1.8～2.5。

（4）肺动脉置管溶栓。

（5）根据肢体有无明显的静脉回流受阻，在有滤器保护的前提下，酌情给予 CDT 治疗。

（6）在说明书规定时限内，取出下腔静脉滤器。

（7）出院后口服抗凝治疗，据情况选择华法林或 NOAC。口服抗凝治疗疗程持续 6 个月以上，据复查下肢血管彩超情况决定是否继续抗凝。

9. VTE 但伴有抗凝禁忌的患者

（1）植入下腔静脉滤器。

（2）抗凝禁忌证消除后，尽早进行抗凝治疗。

第二十二章

急诊科肺栓塞和深静脉血栓形成评估和预防方案

所有患者在经过入院 VTE 风险评估后，如果评估为中高危患者，应采用恰当的机械预防措施和（或）药物预防措施。应该注意不同方法的适应证和禁忌证以及剂量的选择。

一、基础预防措施

1. 规范手术操作，减少静脉内膜损伤。正确使用止血带。术后抬高患肢，促进静脉回流。注意住院期间的护理，避免脱水与不必要的制动。

2. 早期活动和功能锻炼：鼓励及早进行主动与被动活动，早期进行功能锻炼。

3. 患者教育：进行静脉血栓栓塞症相关知识宣教；改善生活方式，如戒烟、戒酒、控制血糖及控制血脂等。

二、机械预防措施

1. 常用的机械预防措施　梯度压力袜（GCS）、间歇式充气加压装置（IPC）及足底静脉泵（VFP）。

2. 原理　通过机械加压方法增加静脉回流和（或）减少下肢静脉淤血，从而减少 DVT 的发生。

3. 适用人群　可单独用于 VTE 低危的外科手术和内科住院患者、合并高出血风险的 VTE 中高危患者。不伴有高出血风险的 VTE 高危患者可与药物预防联合使用。

4. 禁忌证

（1）充血性心力衰竭、肺水肿。

（2）下肢严重水肿。

（3）下肢血栓性静脉炎。

（4）下肢局部严重病变（如皮炎、坏疽或近期接受皮肤移植手术）、下肢血管严重动脉硬化或其他缺血性血管病及下肢严重畸形。

5. 注意事项　治疗过程中应尽可能在双侧肢体进行，并注意患者的依从性。对 VTE 高危患者应动态评估患者出血风险，当出血风险下降或消失时应立即转为药物预防或联合药物预防。

三、药物预防措施

有效预防 VTE 的药物是抗凝药物，明显优于抗血小板药物。但是如存在抗凝禁忌，可考虑使用抗血小板药物治疗。

抗凝治疗的禁忌证包括活动性出血、活动性消化道溃疡、凝血功能障碍、恶性高血压、细菌性心内膜炎、严重肝肾功能不全以及对药物过敏者。既往有肝素诱导的血小板减少症（HIT）的患者禁用肝素和低分子量肝素，孕妇禁用华法林。

（一）低剂量普通肝素

适用人群：VTE 中高危风险的患者。对于极高危患者，推荐与机械预防方法联合应用。

（二）低分子量肝素

低分子量肝素（LMWH）主要包括依诺肝素、那屈肝素、达肝素等。

适用人群：VTE 中高危风险的患者。对于高危、极高危患者，推荐与机械预防方法联合应用。

目前 LMWH 是 VTE 预防的一线用药。尽管不同 LMWH 的药理特性有明显区别，但研究结果表明不同 LMWH 的疗效没有明显差别。用法、用量见表 22-1。

中危患者剂量：LMWH 2000 ～ 3000U，每天 1 次，皮下注射。

高危患者剂量：LMWH 3000 ～ 4000U，每天 1 次，皮下注射。

VTE 中高危风险的患者且不伴有高出血风险，剂量根据患者病情、年龄、体重等情况选择。

表 22-1　常用 LMWH 的用法、用量

药物	中危剂量	高危剂量	用法
依诺肝素	2000 ～ 3000U（0.2ml）	4000U（0.4ml）	每天 1 次，皮下注射
那屈肝素	2850U（0.3ml）	38U/kg	每天 1 次，皮下注射

（三）磺达肝癸钠

磺达肝癸钠（安卓）是一种人工合成的戊糖，能选择性地抑制凝血因子 X_a。

适用人群：全髋关节置换术（THR）、全膝关节置换术（TKR）、髋部骨折术（HFS）患者的围术期 VTE 预防。

（四）直接口服抗凝药

主要包括利伐沙班、达比加群酯、阿哌沙班、依度沙班等。

适用人群：接受人工全髋关节置换术（THR）和人工全膝关节置换术（TKR）的患者。

（五）维生素 K 拮抗剂

最常用的维生素 K 拮抗剂（VKA）是华法林，急性期通常与肝素或低

分子量肝素重叠使用。

适用人群：通常用于出院后长期预防，不常规作为短期预防药物。

（六）阿司匹林

不建议单独应用阿司匹林等抗血小板药物作为急性期和高危患者静脉血栓栓塞症的预防。

第二十三章

产科肺栓塞和深静脉血栓形成评估和预防方案

一、概述

妊娠期和产褥期静脉血栓栓塞症（VTE）是产科临床常见的严重并发症，也是近年来导致孕产妇死亡的主要原因之一。

妊娠期和产褥期易发生 VTE，诱发因素：妊娠并发症、合并症，多产次，保胎卧床时间过长，孕期多吃少运动的生活方式，传统"坐月子"方式等。

以血栓形成的 Virchow 三联征为依据分析：静脉血流淤滞、内皮细胞损伤和高凝状态。这 3 种条件在妊娠期和产褥期全部存在，这些特点均促使妊娠相关的血栓形成发生率增加。随着妊娠生理演进，子宫增大会压迫下腔静脉，致使下肢和盆腔静脉的回流受阻；妊娠本身导致内皮细胞损伤，分娩本身引起的血管损伤以及子宫胎盘面改变释放大量的组织因子，导致 VTE 的风险骤然增加；经阴道行产钳助产、剖宫产手术和高危孕产妇抢救时中心静脉置管术等均可加重血管内皮损伤，并放大上述现象。

二、VTE 症状监测和早期诊断机制

VTE 的早期诊断可以降低孕产妇的病死率。VTE 诊断后第一时间行抗凝治疗是治疗成功的关键。建立 VTE 症状监测和早期诊断机制：

1. 对孕产妇进行健康教育，发生胸闷、憋喘、呼吸困难等疑似 PE 的临

床表现逐渐加重时，孕产妇应及时就诊。

2.DVT 多发生于单侧下肢，以左侧多发，好发血管为近端深静脉和髂静脉，其临床表现类似于非妊娠成年人群。DVT 临床诊断可参考非妊娠成年人群的 Wells 量表（表 23-1）（≤ 0 分为低概率事件，1 ～ 2 分为中概率事件，3 ～ 8 分为高概率事件）。

表 23-1　DVT 临床诊断的 Wells 量表

项　　目	评分
瘫痪、轻度瘫痪或近期曾行下肢石膏固定	1 分
近期卧床超过 3 天，或过去 4 周内大手术史	1 分
深静脉系统局部压痛	1 分
整个下肢肿胀	1 分
在胫骨粗隆下方 10cm 处测量发现一侧小腿肿胀，周径比另一侧大 3cm	1 分
在有症状的腿部，凹陷性水肿更明显	1 分
非曲线性浅静脉侧支循环形成	1 分
癌症活动期或在 6 个月内接受过抗癌治疗	1 分
有比 DVT 可能性更大的其他诊断，如 Baker 囊肿、蜂窝织炎、肌肉损伤、静脉炎后综合征、腹股沟淋巴结肿大和静脉外压迫	–2 分

3. 下肢肿胀伴随逐渐加重的弥散性疼痛，可伴随下肢皮温升高或降低，充血或苍白缺血，疼痛，活动受限。髂静脉血栓形成时：患肢肿胀，或可伴有患侧臀部、腰部、下腹部疼痛，甚至放射至背部。

4. 随妊娠演进，PE 发生症状需与妊娠生理改变相鉴别（例如正常妊娠时呼吸困难的发生率高达 70%）。PE 可为无症状、休克或猝死。妊娠期出现不明原因的呼吸困难、胸痛、胸闷或咯血时，均应警惕并增加对 PE 的临床怀疑程度，并进一步完善检查，监测 D- 二聚体、氧饱和度等。

5. 关于孕产妇 VTE 的临床评分体系暂缺，根据非妊娠人群 PE 临床诊断的 Wells 量表（表 23-2）进行临床诊断。

表 23-2　PE 临床诊断的 Wells 量表

项目	评分
有 DVT 的临床症状	3 分
其他诊断的可能性低于 PE	3 分
心率＞ 100 次 / 分	1.5 分
制动时间≥ 3 天，或者前 4 周内手术史	1.5 分
咯血	1 分
恶性肿瘤	1 分

＜ 2 分为低风险，2 ～ 6 分为中风险，＞ 6 分为高风险

　　我国妊娠期及产褥期 VTE 的发生率逐渐增高，已成为孕产妇死亡的主要原因之一，产科医师应高度关注。近几年国内外陆续发布的 VTE 指南和共识在临床应用中出现一些不足之处，较多的建议为专家共识级别，需结合工作中的实际情况，不断总结，以完善 VTE 防治工作流程。

三、防治策略

　　产科 VTE 临床防治工作分为门诊和住院两部分：孕产妇 VTE 的风险评估需从门诊首次产检开始，贯穿整个妊娠期及围产期。产科首诊医生对孕产妇进行个体化 VTE 评估，制订预防计划，整个孕期进行动态监测及风险再评估，产后及出院前仍需对孕产妇进行观察，提供个体化方案。在 VTE 防治工作开始前，需签署知情同意书，根据具体情况实施。

（一）产科（门诊）VTE 防治流程

　　1. 动态评估 VTE 发生风险

　　（1）备孕期、孕早期或首次产检、建卡时给予首次 VTE 风险评估，筛查高风险人群，进行早期干预，制订预防性抗凝治疗方案。

　　（2）根据孕期新增 VTE 风险因素、并发症出现，动态评估 VTE 风险，根据两个专家共识完善预防性抗凝治疗方案。

　　2. 防治措施　根据产科门诊 VTE 评估量表（表 23-3）评分，并依据评

分及危险因素采取防治措施。

产科门诊患者 VTE 风险与预防评估表

科室： 床号： 姓名： 性别： 年龄： 住院号：

入院时间：

1.VTE 风险评估

产前因素	产后因素	临时因素
□年龄 ≥ 35 岁　　　　　1分	□选择性剖宫产　　1分	□制动（卧休≥ 48 小时）或
□ BMI 28 ～ 34.9kg/m² 1分	□产时剖宫产　　　2分	脱水　　　　　　　　1分
□ BMI ≥ 35kg/m²　　　2分	□子宫切除术　　　2分	□全身性感染　　　　　1分
□产次≥ 3　　　　　　1分	□早产分娩　　　　1分	□中心静脉置管　　　　2分
□吸烟　　　　　　　　1分	□产后出血(≥1000ml	□妊娠剧吐　　　　　　3分
□一级亲属存在雌激素相关或	和 / 或需要输血）	□妊娠期或产褥期有外科手术
无明显诱因的 VTE 家族史	1分	史，除外会阴修补术。例
1分	□中位产钳或 K 氏产	如阑尾切除、产后绝育、
□下肢静脉曲张　　　　1分	钳　　　　　　　1分	骨折　　　　　　　3分
□体外辅助生殖技术、体外受	□产程延长（≥ 24 小	□卵巢过度刺激综合征
精　　　　　　　　1分	时）　　　　　1分	（OHSS）　　　　4分
□多胎妊娠　　　　　　1分	□死胎　　　　　　1分	
□孕前糖尿病　　　　　1分	□手术时长＞ 45 分钟	
□子痫前期　　　　　　1分	2分	
□大手术后的 VTE 史　3分		
□遗传性易栓症，但未曾发生		
VTE　　　　　　　3分		
□内科合并症: 肿瘤; 心力衰竭;		
SLE（活动期）；多发性关节		
炎或炎症性肠病；肾病综合		
征；1 型糖尿病肾病；镰状细		
胞病；静脉注射吸毒者等		
3分		
□既往或孕期新发的 VTE（除		
外大手术后发生），复发性		
VTE（2 次或以上）　4分		

总评分：低危 0 ～ 1分　　高危（产前≥ 3 分或产后 2 ～ 3 分）　　极高危≥ 4 分

评估日期：＿＿＿＿评估时间：＿＿＿＿护士签名：＿＿＿＿总分：＿＿＿＿评估结果：＿＿＿

续表

2. 出血风险评估	存在下列因素者，同时具有高出血风险，药物预防需慎重	
□ 3 个月内有出血事件 □活动性胃 / 肠溃疡 □严重肾功能或肝功能衰竭 □血小板计数＜ 50×10^9/L	□已知、未治疗的出血疾病 □未控制的高血压 □腰穿、硬膜外或椎管内麻醉术前 4 小时至术后 12 小时 □同时使用抗凝药、抗血小板治疗或溶栓药物 □凝血功能障碍	
3.VTE 预防处方		
低危	VTE 中高危，出血风险高	VTE 中高危，出血风险低
□早期活动 □不进行任何预防措施	□间歇式充气加压装置（IPC） □梯度压力袜（GCS） □其他（注明）：_____ □不进行任何预防措施	□机械预防措施（IPC 或 GCS） □低分子量肝素　　□巴曲酶 □普通肝素 □艾多沙班 □利伐沙班 □达比加群酯 □华法林 □其他（注明）：_____ □不进行任何预防措施

评估日期：　　　　评估时间：　　　　医生签名：

（1）无危险因素和（或）评分 0 ～ 1 分，危险因素≤ 1 个，进行健康宣教、适量运动、健康饮食、避免脱水、控制体重，改善心理状态，尽可能避免风险因素。

（2）评分 1 ～ 2 分和（或）危险因素≤ 2 个，执行措施：监测血常规、DIC 全套，血管超声、测量末梢血氧饱和度，完善机械预防包括穿戴弹力袜、使用机械泵等方法促进外周血液循环。

（3）≥ 3 分、妊娠 28 周，排除禁忌后可开始进行预防性抗凝治疗；≥ 4 分，完善措施①和②，即刻使用低分子量肝素行预防性抗凝治疗。

（4）如出现疑似或确诊：PE、DVT 等 VTE 危急重症，按 VTE 快速反应团队启动流程处置。

3. 产科门诊 LWMH 应用时机及流程

（1）监测血常规、DIC 全套，血管超声、测量末梢血氧饱和度，产前评分 3 分，妊娠 28 周开始应用；≥ 4 分，即刻开始应用，持续应用至妊娠结束前 24 小时。

（2）VTE 确诊患者需要长期行抗凝治疗，监测出血风险、凝血机制，应用至产后 6 周，总疗程不少于 3 个月。

（3）反复 VTE 患者，可考虑延长抗凝治疗时间，建议血栓门诊随访，必要时终生抗凝治疗。

（4）存在出血风险者慎用，并根据孕产妇 LWMH 禁忌证和慎用情况（表 23-4、表 23-5）评估。

（5）在 VTE 防治开始前，签署知情同意书。

（6）特殊抗凝治疗，需请呼吸科、血管外科、血液科、血栓门诊等相关科室会诊。

表 23-4　孕产妇应用 LWMH 的禁忌证和慎用情况

禁忌证	慎用情况
活跃的产前或产后出血	已知有潜在出血风险（如血友病、血管性血友病或获得性凝血病）
前 4 周内发生急性脑卒中（脑出血或脑梗死）	存在大出血风险的孕产妇（如胎盘前置）
未控制的恶性高血压（收缩压 > 200mmHg，或舒张压 > 120mmHg）	血小板减少症（血小板计数 < 75×10^9/L） 严重的肾脏疾病［肾小球滤过率（GFR）< 30ml/（min·1.73m^2）］ 严重的肝脏疾病（肝酶水平升高）

表 23-5　产前、产后预防或治疗剂量的 LWMH 应用方案

组别	LWMH 预防剂量		
	依诺肝素	达肝素	那屈肝素
体重 40～100kg	40mg/d	5000U/d	0.4ml/d
极端体重（＜40kg 或＞100kg）	0.5mg/（kg·d）	100U/（kg·d）	0.01ml/（kg·d）

组别	LWMH 治疗剂量		
	依诺肝素	达肝素	那屈肝素
体重 40～100kg	40mg/12h	5000U/12h	0.4ml/12h
极端体重（＜40kg 或＞100kg）	0.5mg/（kg·12h）	100U/（kg·12h）	0.01ml/（kg·12h）

（二）产科（住院部）VTE 防治工作流程

1. 分娩前　新入院患者 VTE 风险评估，使用医院产科入院 24 小时 VTE 评估量表评分，并依据评分及危险因素采取防治措施。

（1）无危险因素和（或）评分 0～1 分，危险因素≤1 个，进行健康宣教、适量运动、健康饮食、避免脱水、控制体重，改善心理状态，尽可能避免风险因素。

（2）评分 1～2 分和（或）危险因素≤2 个，完善措施①，再加上监测血常规、DIC 全套，血管超声、测量末梢血氧饱和度，完善机械预防包括穿戴梯度压力袜、使用机械泵等方法促进外周血液循环。

（3）≥3 分者、孕 28 周开始，≥4 分者评估后即刻开始，应用低分子量肝素预防血栓治疗，并完善措施①和②。

（4）如出现疑似或确诊：肺栓塞、深静脉栓塞等 VTE 危急重症，按院内 VTE 快速反应团队启动流程处置。

2. 再次评估　卧床＞3 天，住院＞7 天，分娩、引产、有创操作或术后当天、ICU 转回当天再次进行 VTE 评分。根据再次评分及高危因素进行防治处置。

3. LWMH 应用原则

（1）分娩前评估：3 分，排除禁忌及出血风险，孕 28 周开始；≥4 分，

即刻开始应用至终止妊娠前 24 小时。

（2）妊娠结束后评分：2 分，应用至出院；≥ 3 分，应用至产后 7 ～ 10 天。

（3）VTE 确诊患者和 VTE 复发者，需要长期行抗凝治疗，至少应用至终止妊娠后 6 周，总疗程＞ 3 个月；出院后血栓门诊随访可考虑终生抗凝治疗；出血风险者慎用。

（4）特殊的抗凝治疗需经相关科室会诊后进行。

（5）出院后自行注射 LWMH：应做好宣教，充分告知 LWMH 的使用方法、并发症，定期至血栓门诊复诊并在临床医师监测下用药，血栓门诊定期随访。

4. LWMH 防治血栓使用原则及措施

（1）产前用药者，应在终止妊娠前 24 小时停药，并完善血常规，关注血小板计数、DIC 全套；妊娠期存在出血风险者慎用。

（2）无出血风险、无椎管内麻醉，终止妊娠后应尽早应用预防剂量的 LWMH；经阴道分娩推荐于产后 4 ～ 6 小时开始，剖宫产在术后 12 小时开始。

（3）有产后出血风险者（主要包括产前出血、凝血功能障碍、进行性发展的伤口血肿、疑似腹腔内出血和产后出血），推荐机械预防：间歇式充气加压装置、梯度压力袜等机械抗凝方法取代药物抗凝。尽可能使用机械预防前先进行深静脉血管加压超声检查，以排除孕产妇已存在 DVT。可疑或确诊后请专科医师会诊，制订抗凝的预防策略。

5. 抗凝药使用特殊情况　普通肝素因半衰期短，鱼精蛋白可抑制其效用，故在有明确使用肝素指征的情况下，才考虑使用普通肝素。行椎管内麻醉者，若使用预防剂量的 LWMH，应在停药至少 12 小时后拔管；若为治疗剂量的 LWMH，应在停药 24 小时后拔管。使用华法林期间，并发出血时，使用维生素 K_1 拮抗。必要时监测血栓弹力图，试管法测凝血时间，复查血常规，抗纤溶等实验室检查。

联合院内 VTE 联合救治团队，定期进行产科 VTE 应急演练。将 VTE 诊疗工作落到实处，并定期检查和完善抢救设备与药品。

第二十四章

普通外科肺栓塞和深静脉血栓形成评估和预防方案

针对普通外科不同年龄、不同手术类型的患者，结合普通外科收治病种的具体情况，基于《中国普通外科围手术期血栓预防与管理指南 2016 版》的推荐，特制定普通外科 VTE 评估和预防方案。

一、VTE 风险评估

所有患者均根据静脉血栓风险管理制度进行 VTE 风险评估，评估均统一采用 Caprini 量表，根据量表得出患者 VTE 风险分层情况，分为低危、中危及高危患者。对于中高危患者常规进行凝血功能、D- 二聚体、下肢（四肢）血管超声检查，同时由临床医师进行出血风险评估，并根据评估结果考虑是否需要及如何进行 VTE 预防。

但有两类患者单独列出作为特别豁免。一类是伴有出血性疾病或明显正在出血的肝脏疾患的围术期患者，暂不常规使用药物预防，而是在充分地动态评估患者出血风险的基础上，慎重考虑应用 VTE 药物预防措施；另一类是接受甲状腺手术的患者，不建议常规使用抗凝药物预防。其余患者均应按照指南要求常规进行 VTE 防治。

二、VTE 预防方案

（一）VTE 预防总体策略

作为 VTE 预防最重要的一般措施，对于所有患者均应建议其术后早期下床活动。

对于 VTE 中高风险的患者，应在评估患者的 VTE 风险及出血风险后根据具体病情采用特殊预防措施，包括药物、机械预防措施或两者联用，且在防治过程中仍要动态评估并及时调整预防策略。结合普通外科及医院的实际情况，药物预防首选低分子量肝素钠，对于有肝素类药物禁忌的患者，可在专科会诊指导下采用磺达肝癸钠等药物替代。机械预防措施一般指梯度压力袜和间歇式充气加压装置（IPC)，由于梯度压力袜需要外购且价格及质量存在较大差异，因此住院患者优先使用 IPC 以获得较为可靠的预防效果。

一般情况下，手术患者应在术后使用特殊预防措施 7～14 天或直至出院，但对于罹患腹盆腔恶性肿瘤且存在 VTE 中高风险的患者则应延长其预防时间至 28 天。具体推荐见表 24-1。

表 24-1　普通外科手术患者 VTE 预防措施推荐

VTE 风险	出血风险	预防措施
低风险（Caprini 0～2）	–	早期活动，可考虑使用机械预防措施
中等风险（Caprini 3～4）	不伴高出血风险	药物和（或）机械预防措施
中等风险（Caprini 3～4）	伴高出血风险	排除禁忌后使用机械预防措施
高风险（Caprini ≥ 5）	不伴高出血风险	药物＋机械预防措施
高风险（Caprini ≥ 5）	伴高出血风险	排除禁忌后使用机械预防措施直到出血风险消失后启动药物预防措施
高风险（Caprini 5）但有肝素类药物使用禁忌	不伴高出血风险	专科会诊指导用药，如磺达肝癸钠等，同时排除禁忌后使用机械预防措施
高风险（Caprini > 5）的腹盆腔肿瘤手术患者	不伴高出血风险	延长药物预防措施（4 周）

（二）具体使用方法

1. 机械预防　梯度压力袜主要用于下肢 DVT 的预防，足踝水平的压力建议在 18 ～ 23mmHg，长度选择上过膝梯度压力袜优于膝下梯度压力袜。间歇充气加压装置的使用时间建议不少于 18 小时 / 天。

对于存在：①腿部局部情况异常（如皮炎、坏疽、近期接受皮肤移植手术）；②下肢血管严重的动脉硬化或其他缺血性血管病；③腿部严重畸形；④患肢大的开放或引流伤口；⑤心力衰竭；⑥安装心脏起搏器；⑦肺水肿；⑧腿部严重水肿以及已经存在下肢深静脉血栓症、血栓性静脉炎或肺栓塞的患者，均为机械预防的禁忌证，因此在使用机械预防措施前须先行排除以上情况。

2. 药物预防　考虑到增加出血风险的可能性，建议术前 12 小时给药。对于 VTE 中风险的患者，可于术前 12 小时开始给予 2000 ～ 4000U ih Qd。对于 VTE 高风险的患者特别是合并恶性肿瘤的患者，建议术前 12 小时开始给药，4000U ih Qd。对于肥胖症患者，则可能需要更大剂量的低分子量肝素。

活动性出血、活动性消化道溃疡、凝血功能障碍、恶性高血压、细菌性心内膜炎、严重肝肾功能损害、既往有肝素诱导的血小板减少症（HIT）及对肝素过敏者是肝素类药物的使用禁忌证，在用药前须排除相关情况。此外，在使用低分子量肝素过程中，应密切观察出血并发症和严重出血危险。一旦发生，除立即停用外，可静脉注射硫酸鱼精蛋白纠正凝血功能障碍。可根据患者凝血功能指标调整剂量。若在使用低分子量肝素 8 小时内发生出血事件，则每 100U 低分子量肝素需用 1mg 鱼精蛋白拮抗；若在使用低分子量肝素后 8 ～ 12 小时内，则鱼精蛋白使用量减半；若超过 12 小时则不须特殊处理。此外，应每 2 ～ 3 天监测血小板计数，警惕 HIT，如血小板计数下降 50% 以上，并除外其他因素引起的血小板计数下降，应立即停用肝素类药物。对于严重肾功能不全患者建议尽可能选择普通肝素进行预防。对肌酐清除率＜ 30ml/min 的患者，应酌情减量。

第二十五章

妇科肺栓塞和深静脉血栓形成评估和预防方案

一、妇科 VTE 预防的基本原则

1.VTE 的发生是十分复杂的病理、生理过程，在采取预防措施之前必须进行个体化评估，充分权衡抗凝与出血的利与弊，并且认真研读药物以及器械相关说明书。

2.如果预防过程中出现了药物使用的禁忌证或者其他特殊情况，主管医师或值班医师需及时组织及邀请全院多学科、专科医师会诊，给予及时的诊治。

3.即使采取了 VTE 预防措施，仍可能有 VTE 的发生。一旦发生 VTE，应采取相应的治疗措施，及时请专业科室医师及全院多学科医师会诊及救治。

4.使用预防性抗凝药物后可能出现出血的并发症。一旦发生出血，需积极采取相应的治疗措施，必要时多学科会诊及时救治。

5.遵循在 VTE 防治开始前，签署知情同意书，根据本单位具体情况实施。

二、VTE 的诊断及筛查

（一）DVT 的诊断及筛查

1.临床表现　下肢近端静脉血栓形成表现为下肢弥漫性疼痛和肿胀，伴或不伴有下肢的红斑、皮温升高及压痛；髂静脉血栓形成的表现为整个下肢的肿胀，伴或不伴有侧腰部、下腹部、单侧臀部或背部疼痛。近 2/3 的 DVT 患者没有典型的临床表现，其 DVT 的诊断有赖于辅助检查。

2. 辅助检查　主要为下肢血管加压超声检查（CUS）。对围术期的中高危患者的筛查，首选 CUS。术后发生 DVT 的危险因素有 6 个：年龄 ≥ 50 岁、静脉曲张、高血压、手术时间 ≥ 3 小时、术后卧床的时间 ≥ 48 小时及开腹手术。由于 DVT 及其继发的 PE 导致的危害严重，对于有 1 个及 1 个以上危险因素的患者需进行围术期筛查，筛查主要针对下肢的 DVT。推荐在术后 2 ~ 7 天进行 CUS 检查。实行本组医师、护士责任制，必要时手术医师责任制。

（二）PE 的诊断及筛查

有近 2/3 的 PE 患者没有典型的临床表现，对患有 DVT 的患者需常规进行 PE 筛查。

1. 临床表现　呼吸困难、低氧血症、心动过速、晕厥、胸痛。妇科手术后患 DVT 者或出现以上症状者，应积极排除 PE。

2. D– 二聚体测定　采用的界值为 500μg/L。对于怀疑 DVT 或 PE 的患者推荐行 D– 二聚体测定，若结果正常，可排除急性 DVT 或者 PE 的诊断。

3. 影像学检查

（1）CT 肺血管造影（computed tomographic pulmonary angiography，CTPA）：妇科手术后患 DVT 和高度怀疑 PE 的患者，如果病情允许，推荐 CTPA 作为影像学检查的首选方法。

（2）磁共振肺动脉造影（magnetic resonance pulmonary angiography，MRPA）。

（3）肺动脉造影（pulmonary arteriography，PAA）。

（4）超声心动图。

（5）核素肺通气 / 灌注（V/Q）显像，根据病情选择。

三、妇科手术后 VTE 筛查

1. 对于具有危险因素（年龄 ≥ 50 岁、静脉曲张、高血压、手术时间 ≥ 3 小时、术后卧床时间 ≥ 48 小时、开腹手术）的患者，行妇科手术前应该常规进行 DVT 的筛查，排除 DVT 后再实施手术。

2. 手术后 2 ～ 7 天内进行 DVT 的筛查。

3. DVT 筛查首选无创的下肢血管加压超声检查。

4. 妇科手术后罹患 DVT 的患者需要进行相关检查除外 PE。

5. 妇科手术后出现呼吸困难、低氧血症、心动过速、晕厥、胸痛等可疑 PE 症状者，需及时进行 PE 相关检查。

6. PE 筛查首选 CT 肺血管造影。

四、VTE 的预防

减少 VTE 的危害重在预防，基于 VTE 风险分级的预防可提高 VTE 预防效率。

（一）VTE 风险分级的评估

1.Caprini 评分　是目前国际上常用的 VTE 风险分级的评估模型，根据危险因素和赋值计算总分，将风险分级为低危（0 ～ 1 分）、中危（2 分）、高危（3 ～ 4 分）和极高危（≥ 5 分）。

2. G-Caprini 模型　该模型基于我国数据、适用于妇科手术后 VTE 风险分级。基于 Caprini 评分，结合我国研究结果，确定了 6 个危险因素与妇科术后 DVT 独立相关，分别为年龄 ≥ 50 岁、静脉曲张、高血压、手术时间 ≥ 3 小时、术后卧床时间 ≥ 48 小时、开腹手术。将每个因素赋值 1 分，根据评分之和，将患者分为 4 个风险等级，见表 25-1。

表 25-1 妇科手术后 VTE 风险分级

风险分级	分值	术后 DVT 发生率（%）
低危	0	0.43
中危	1	3.31
高危	2	5.36
极高危	≥3	28.31

（二）预防措施

1. 机械预防　机械预防措施主要为间歇式充气加压装置（IPC）和梯度压力袜（GCS）。IPC 和 GCS 应在行手术之前开始应用，至患者手术后可以自由活动；按照中国专家共识 IPC 每日使用时间至少 18 小时。但基于医院的实际情况，每天给予使用时间半小时。

机械预防禁忌证：

（1）GCS 禁忌证：①腿部的局部情况异常（如坏疽、皮炎、近期接受皮肤移植手术者）；②患严重的下肢血管动脉硬化或其他缺血性的血管疾病；③严重的腿部畸形；④患肢存在大的开放或者引流伤口；⑤心力衰竭；⑥安装心脏起搏器；⑦肺水肿；⑧严重的腿部水肿。

（2）IPC 禁忌证：患有下肢深静脉血栓症、血栓性静脉炎或者肺栓塞，其他禁忌证同 GCS。

2. 药物预防　药物预防的措施主要包括低分子量肝素（LMWH）、低剂量肝素（LDUH）、剂量调节皮下注射肝素和口服抗凝剂华法林等。由于手术后的 DVT 多发生于术后 24 小时内，并考虑到抗凝药物可能导致出血，药物预防于手术后 12 小时开始使用，由手术医师开具医嘱；良性疾病的患者术后药物预防时限为 7 ~ 10 天或至可以自由下床活动，而恶性肿瘤的患者药物预防至手术后 4 周；不同 LMWH 用于预防的剂量有所不同，具体剂量需要参考药物说明书及医院指南；为了取得良好的预防效果，不宜减量。

药物预防禁忌证：

（1）肝素类药物：活动性出血、凝血功能障碍、活动性消化道溃疡、恶性高血压、严重肝肾功能损害、细菌性心内膜炎、既往有肝素诱导的血小板减少症（HIT）及对肝素过敏者。

（2）磺达肝癸钠：对磺达肝癸钠过敏者，肌酐清除率 < 20ml/min，除了可用于患有血小板减少症病史的患者外，其余禁忌证同肝素。

（三）VTE 预防的推荐意见

妇科手术时应补足体液量、严密止血、减少创伤、尽可能缩短手术的时间，必要时手术区域留置引流管，手术后尽早下床活动，基于 VTE 风险分级制订合适的预防措施，高危和极高危的患者应密切关注。术后应尽可能不使用止血药，止血药的使用是深静脉血栓形成的独立影响因素。

1. 低危患者，手术后应尽早下床活动。

2. 中危患者，手术后采取 LMWH 或 LDUH 药物预防或机械预防（GCS 或 IPC）。

3. 高危患者，手术后无大出血风险者，采取药物预防（LMWH 或者 LDUH）；术后有大出血风险者，采取机械与药物序贯预防，先行机械预防（IPC 为佳），待出血风险降低后改为药物预防。

4. 极高危患者，手术后无大出血风险者，可采取机械与药物联合预防；手术后大出血风险较高的患者，建议采取机械与药物序贯预防，先行机械预防（IPC 为佳），待出血的风险降低后改为机械与药物联合预防。

5. 恶性肿瘤患者，手术后推荐使用 LMWH 或 LDUH 药物预防持续 4 周。

6. 不推荐将下腔静脉滤器作为围术期 PE 的预防措施。

妇科手术后 VTE 发生率高，且危害严重，关键在于重视，重视预防、重视加强多学科合作，尽量有效减少 VTE 的危害。

（四）抗凝出血后的处理流程

1. 严重出血　①致死性出血，和（或）②在关键区域或关键脏器发生症状性出血，如颅内出血、椎管内出血、眼内出血、腹膜后出血、关节内出血、心包出血，或伴有筋膜间隙综合征的肌肉出血，和（或）③出血导致血红蛋白水平降低 2g/dl（1.24mmol/L）或更多，或需要 2U 以上的全血或红细胞进行输血。

2. 院内 VTE 预防性抗凝后严重出血的处理流程

（1）立即停用抗凝药物。

（2）向上级医师及患者家属报病危。

（3）监测生命体征。

（4）查血红蛋白、血小板计数、DIC 全套、输血前全套、血型。

（5）合血备用。

（6）酌情输血或者输入新鲜冰冻血浆或者Ⅳ因子凝血酶原复合物浓缩剂。

（7）给予抗凝药物的相应拮抗药物：维生素 K 可拮抗华法林，鱼精蛋白可拮抗肝素和低分子量肝素等。

（8）急请相关科室会诊协助诊治，必要时考虑手术止血。

（9）向科室领导及医务部报备案。

3. 抗凝药物处理方法　见表 25-2。

表 25-2　抗凝药物处理方法

抗凝药物	处理方法
普通肝素	普通肝素皮下注射 4 小时内，鱼精蛋白 1mg/100U 皮下注射 4～6 小时内，鱼精蛋白 0.5mg/100U 皮下注射 6 小时以上不须特殊处理
低分子量肝素	低分子量肝素皮下注射 8 小时内，鱼精蛋白 1mg/100U 皮下注射 8～12 小时内，鱼精蛋白 0.5mg/100U 皮下注射 12 小时以上不须特殊处理

第二十六章

泌尿外科肺栓塞和深静脉血栓形成评估和预防方案

一、风险评估

泌尿系统疾病患者围术期静脉血栓栓塞症（VTE）预防风险等级评估方法见表 26-1。

表 26-1　VTE 不同风险等级的判定方法

风险等级	判定方法
低	年龄＜ 40 岁、一二级手术、无危险因素
中	年龄 40 ～ 60 岁或一二级手术合并危险因素
高	年龄＞ 60 岁或 40 ～ 60 岁合并危险因素
极高	肿瘤病史等多重危险因素

危险因素包括肥胖、吸烟、静脉曲张、计划行手术、急性内科疾病、心力衰竭、呼吸衰竭、炎症性肠病、妊娠或产后状态、口服避孕药或激素替代疗法、恶性肿瘤病史、恶性肿瘤在行放化疗、中心静脉置管、瘫痪、限制性卧床、VTE 病史、血栓家族史、肾病综合征、阵发性睡眠性血红蛋白尿症、骨髓增生性疾病、多处创伤或下肢创伤等。

二、预防措施推荐

VTE 预防方法分为机械预防和药物预防两类。机械预防措施包括梯度压力袜和间歇式充气加压装置。药物预防措施主要包括普通肝素和低分子量肝素。不同风险等级预防措施见表 26-2。

表 26-2　不同风险等级的预防措施

风险等级	预防措施
低危组	术后早期活动
中高危组	选择 1 种药物预防措施（高危组增加普通肝素的用量）
极高危组	药物预防辅以机械预防，并根据个体情况出院后可延长使用依诺肝素或华法林时间

注：过早进行药物预防发生出血的风险增高，因此，权衡风险与收益后建议药物预防在术后第 1 天开始，持续 4 周左右；机械预防则持续至患者出院

三、抗栓药物治疗患者围术期管理

许多泌尿外科患者合并基础疾病需使用抗栓药物，如心房颤动、冠状动脉支架植入术后、心脏瓣膜置换术后，此类患者必须采用特殊围术期管理策略以保证患者安全度过围术期。

对服用抗血小板药物的卒中后或有心脏危险因素的患者，欧洲泌尿外科学会泌尿外科围术期静脉血栓栓塞症预防指南建议围术期可继续使用阿司匹林。金属支架植入后 3 个月内或药物涂层支架植入后 12 个月内接受双联抗血小板治疗的患者，如果出血风险较小，建议停用氯吡格雷，可继续使用阿司匹林。心脏瓣膜置换后和心房颤动的患者，推荐使用普通肝素或低分子量肝素桥接，其中心房颤动患者华法林在术前 5 天停用，在术后 12～24 小时可重新启用，利伐沙班等新型口服抗凝药物在术前 2～5 天停药并延长桥接时间。

冲击波碎石术、经皮肾镜术前必须停用抗栓药物；经尿道手术患者需结合个体方案，出血风险低可继续口服新型抗凝药物，中高风险推荐桥接治疗；

对于根治性前列腺切除术等高风险泌尿外科手术，尽管出血风险会增加，仍然推荐桥接治疗；指南还提到低出血风险患者在前列腺穿刺和膀胱镜检前无须停用低剂量阿司匹林。

欧洲泌尿外科学会泌尿外科围术期静脉血栓栓塞症（NTE）预防指南中针对泌尿外科肿瘤大手术围术期 VTE 预防推荐详见表 26-3。

表 26-3　欧洲泌尿外科学会泌尿外科围术期静脉血栓栓塞症（NTE)
预防指南中对肿瘤大手术 VTE 预防措施的建议概要

手术	VTE 风险等级	基线风险比（%）	药物预防[a]（推荐等级[b]）	机械预防[a]（推荐等级）
开放性根治性膀胱切除术	低	2.9	√（1A 或 1B）	√（2C）
	中	5.8	√（1A 或 1B）	√（2C）
	高	11.6	√（1A 或 1B）	√（2C）
机器人辅助根治性膀胱切除术	低	1.1	√（2C）	√（2C）
	中	2.4	√（2C）	√（2C）
	高	5.0	√（2C）	√（2C）
开放性根治性前列腺切除术（未行/行标准淋巴结清扫）	低	1.0/2.0	√（2B）	√（2C）
	中	2.0/3.9	√（1A 或 1B）	√（2C）
	高	3.9/7.9	√（1A 或 1B）	√（2C）
开放性根治性前列腺切除术（扩大淋巴结清扫）	低	3.9	√（1A 或 1B）	√（2C）
	中	7.9	√（1A 或 1B）	√（2C）
	高	15.7	√（1A 或 1B）	√（2C）
腹腔镜根治性前列腺切除术（未行淋巴结清扫）	低	0.4	×（1B）	×（2B）
	中	0.8	×（2A 或 2B）	√（2C）
	高	1.5	×（2A 或 2B）	√（2C）
腹腔镜根治性前列腺切除术（标准淋巴结清扫）	低	0.8	×（1B）	√（2C）
	中	1.5	×（2B）	√（2C）
	高	3.0	√（1A）	√（2C）
腹腔镜根治性前列腺切除术（扩大淋巴结清扫）	低	1.5	×（2B）	√（2C）
	中	3.0	√（2A）	√（2C）
	高	6.0	√（1A）	√（2C）

续表

手术	VTE 风险等级	基线风险比（%）	药物预防[a]（推荐等级[b]）	机械预防[a]（推荐等级）
机器人辅助根治性前列腺切除术（未行淋巴结清扫）	低	0.2	×（1B）	×（2C）
	中	0.5	×（2B）	√（2C）
	高	0.9	×（2B）	√（2C）
机器人辅助根治性前列腺切除术（标准淋巴结清扫）	低	0.5	×（1B）	√（2C）
	中	0.9	×（2B）	√（2C）
	高	1.9	√（2B）	√（2C）
机器人辅助根治性前列腺切除术（扩大淋巴结清扫）	低	0.9	×（2B）	√（2C）
	中	1.9	√（2B）	√（2C）
	高	3.7	√（1B）	√（2C）
开放性肾部分切除术	低	1.0	√（2D）	√（2D）
	中	2.0	√（2D）	√（2D）
	高	3.9	√（2D）	√（2D）
腹腔镜肾部分切除术	低	1.1	×（2C）	√（2C）
	中	2.1	×（2C）	√（2C）
	高	4.2	√（1B）	√（2C）
机器人辅助肾部分切除术	低	1.0	×（2B）	√（2C）
	中	1.9	√（2B）	√（2C）
	高	3.9	√（1A）	√（2C）
开放性根治性肾切除术	低	1.1	√（2C）	√（2C）
	中	2.2	√（2C）	√（2C）
	高	4.4	√（2C）	√（2C）
腹腔镜根治性肾切除术	低	0.7	×（2D）	√（2D）
	中	1.3	×（2D）	√（2D）
	高	2.6	√（2D）	√（2D）
根治性肾切除术（合并静脉癌栓）	低	2.9	√（2D）	√（2D）
	中	5.8	√（2D）	√（2D）
	高	11.6	√（2D）	√（2D）

续表

手术	VTE 风险等级	基线风险比（%）	药物预防[a]（推荐等级[b]）	机械预防[a]（推荐等级）
开放性肾输尿管全切除术	低	1.6	√（2D）	√（2D）
	中	3.1	√（2D）	√（2D）
	高	6.2	√（2D）	√（2D）
睾丸肿瘤保留神经腹膜后淋巴结清扫术	低	2.3	√（2D）	√（2D）
	中	4.5	√（2D）	√（2D）
	高	9.1	√（2D）	√（2D）

药物用量：达肝素 5000U，1 次 / 天；依诺肝素 40mg，1 次 / 天；亭扎肝素：3500/4500U，2 ～ 3 次 / 天；普通肝素 5000U，2 ～ 3 次 / 天；磺达肝素：2.5mg，1 次 / 天；达比加群 220mg，1 次 / 天；阿哌沙班 2.5mg，1 次 / 天；依度沙班 30mg，1 次 / 天；利伐沙班 10mg，1 次 / 天。a 示建议（√），反对（×）；b 示括号内为证据质量等级和推荐强度系统：推荐强度分为强（1）和弱（2），证据质量分为高（A）、中（B）、低（C）

第二十七章

骨科肺栓塞和深静脉血栓形成评估和预防方案

对于骨科不同年龄、不同手术类型的患者，VTE 防治预防流程如下：所有住院患者依据医院相关制度及骨科静脉血栓风险管理制度进行 VTE 风险评估，评估后根据患者的评估结果分为低危、中危和高危的等级，再结合患者的手术方式进行 VTE 防治。

一、评估

评估采用医护合作一体化，构建 VTE 防治体系。

1. 入院 24 小时，VTE 风险评估　见表 27-1。同时需要完成健康宣教及床头指示，重点观察和护理。

2. VTE 中高危患者评估　需完成：

（1）下肢静脉彩超、D- 二聚体检测。

（2）出血风险评估，见表 27-2。

表 27-1　入院 24 小时 VTE 风险评估

1 分项	2 分项	预防措施
□年龄≥70（岁）	□近期（≤1个月）创伤或外科手术	□使用相应的警示标志
□肥胖（体重指数≥25kg/m²）	3 分项	□家属陪伴
□下肢静脉曲张	□恶性肿瘤活动期（肿瘤已切除或治愈除外）	□抬高患肢
□妊娠或产褥期	□活动受限，预计卧床至少 3 天	□早期下床活动
□急性感染性疾病		□早期功能锻炼
□呼吸衰竭		□穿梯度压力袜
□心力衰竭	□已知的血栓形成倾向（包括抗凝血酶缺乏症，蛋白C或S缺乏，Leiden V因子、凝血酶原G20210A突变，抗磷脂抗体综合征等）	□气压治疗
□缺血性脑卒中（3个月内）		□告知有关注意事项
□心肌梗死（3个月内）		□遵医嘱抗凝治疗
□炎性肠病史（溃疡性结肠炎、克罗恩病）		
□正在服用雌激素替代治疗		
□肾病综合征		
□血小板增多症		
总评分：低危 0～3 分　高危≥4 分		

表 27-2　出血风险评估

□年龄≥85 岁	□已知、未治疗的出血疾病
□3 个月内有出血事件	□未控制的高血压
□活动性胃肠溃疡	□腰椎穿刺、硬膜外或椎管内麻醉术前 4 小时至术后 12 小时
□严重肾衰竭或肝衰竭	□同时使用抗凝药、抗血小板治疗或溶栓药物
□血小板计数＜50×10⁹/L	□凝血功能障碍

二、预防措施

（一）所有手术患者

所有手术患者均需要进行基础预防。基础预防措施包括：①手术的操作严格规范，减少静脉内膜的损伤；②规范地使用止血带；③手术后抬高肢体，有效促进静脉回流；④注重静脉血栓知识的宣教，ERAS 指导早期康复锻炼；⑤围术期合理补液，避免血液浓缩。

（二）所有手术患者，VTE 评估为低危

除了进行基础预防，还需要进行机械预防。机械预防措施包括足底静脉泵、间歇式充气加压装置及梯度压力袜等。利用压力促使下肢静脉血流加速，减少血液淤滞，降低术后下肢 DVT 发生的风险，且能够不予增加肺栓塞事件的发生率。对患侧肢体有机械预防措施禁忌证的患者，可在对侧肢体实施预防。应用前宜常规筛查禁忌证。

以下情况禁用或慎用机械预防措施：①充血性心力衰竭、肺水肿或下肢严重水肿；②下肢 DVT、肺栓塞发生或血栓性静脉炎；③间歇式充气加压装置及梯度压力袜不适用于下肢局部异常（如皮炎、坏疽、近期接受皮肤移植手术）；④下肢血管严重动脉硬化或狭窄、其他缺血性血管病（糖尿病性等）及下肢严重畸形等。

（三）所有手术患者，VTE 评估为中危或高危

除了进行基础预防，推荐机械预防与药物预防联合应用。强烈建议机械预防与药物预防联合应用，当患者存在凝血异常或高危出血风险时，暂时单独使用机械预防，当出血风险降低后，最佳选择应是联合预防。

1. 药物预防原则　骨科是 VTE 防治的高危科室，在充分评估患者 VTE 风险和出血风险后，应合理选择抗凝药物。只有当 VTE 预防的收益大于出血风险时，才使用抗凝药物。

2. 目前骨科临床常用药物推荐

（1）低分子量肝素：低分子量肝素在临床上作为一种抗凝剂，主要是通过抗凝血因子 X 的活性来发挥抗凝作用。它和普通肝素相比具有很多的优点，比如抗凝作用强、生物利用度高、半衰期长、使用方便、出血危险性小、更加安全等。由于低分子量肝素只能通过肾代谢，所以对于肾功能不全的患者来说低分子量肝素的作用明显延长。低分子量肝素在血液透析患者抗凝中的用量比较少，约为普通肝素用量的 2/3，抗凝效果比较满意。

（2）依诺肝素钠：依诺肝素钠的作用是抗凝，防止血液凝固，对于血

栓的治疗或者血栓高危人群的预防都有一定的作用。因为它的分子量相对于肝素来说比较小，所以它在引起过敏反应、肝素诱导的血小板减少症、对肝功能的影响、引起骨质疏松方面，概率都比肝素要低，引起出血的可能性也比肝素要低。依诺肝素钠的半衰期比肝素长，生物利用度比肝素高，所以在这方面依诺肝素钠比肝素要有一定的优势。

（3）那曲肝素钙：那曲肝素钙与普通肝素相比，其抗栓作用更强，抗凝作用比肝素弱，但是其作用时间更长，可以促进内皮细胞释放抗凝物。在临床上主要用于预防静脉血栓形成、经皮腔内冠状动脉成形术术后再狭窄，治疗不稳定型心绞痛、静脉血栓，以及可以治疗心房纤颤、肺梗死、心肌梗死、急性缺血性脑卒中等。

（4）巴曲酶：巴曲酶可以起到分解血液中的纤维蛋白原和降低血的黏稠度、抑制血栓形成的作用，而且还可以溶解血栓。巴曲酶也被称为凝血酶样酶，比较适合于治疗急性缺血性脑血管疾病。

（5）利伐沙班：利伐沙班片为新型口服抗凝药物，通过直接抑制凝血因子而达到抑制凝血的效果。适用于心房颤动患者预防血栓的形成，治疗肺栓塞及下肢静脉的血栓等，其主要的治疗效果是预防新的血栓形成，避免血栓栓塞事件发生。与华法林相比利伐沙班抗凝效果优越，并且安全性更高。不需要像华法林一样反复地严密监测凝血指标，服用药物过程中只需要注意有无与服用药物相关的出血事件发生即可。

3. 药物预防禁忌证

（1）绝对禁忌证：①近期有活动性出血及凝血功能障碍；②骨筋膜室综合征；③严重头颅外伤或急性脊髓损伤；④血小板计数 $< 20 \times 10^9/L$；⑤肝素诱发的血小板减少症病史者，禁用肝素和低分子量肝素；⑥华法林具有致畸性，孕妇禁用。

（2）相对禁忌证：①近期颅内出血、胃肠道出血病史；②急性颅内损害或肿物；③血小板计数减少至（ $20 \sim 100$ ）$\times 10^9/L$；④类风湿视网膜病，有眼底出血风险者。

4. 药物预防时机及时限 所有评估为中危、高危，需要进行药物预防的患者：术后 12 小时开始进行药物预防。

（1）局部小范围清创缝合≥ 7 天；

（2）关节镜微创手术（手术方式不区分）≥ 7 天；

（3）四肢骨折切开复位内固定手术≥ 7 天；

（4）四肢内固定物取出术（手术部位方式不区分）≥ 7 天；

（5）髋关节置换术≥ 42 天；

（6）膝关节置换术≥ 28 天；

（7）髋部骨折手术≥ 28 天；

（8）四肢血管神经探查修复（手术方式不区分）≥ 7 天；

（9）四肢截肢、残端成形术（手术方式不区分）≥ 14 天；

（10）四肢肿瘤、包块探查切除术（手术方式不区分）≥ 10 ~ 14 天；

（11）椎间孔镜等镜下微创手术（手术方式不区分）≥ 7 天；

（12）颈椎前路手术（手术方式不区分）≥ 7 天；

（13）颈椎后路手术（手术方式不区分）≥ 14 天；

（14）脊柱通道下微创手术（手术方式不区分）≥ 7 天；

（15）脊柱开放性手术≥ 14 天；

（16）脊柱内固定物取出术（手术方式不区分）≥ 10 ~ 14 天；

（17）脊柱肿瘤、椎管占位病变探查切除术≥ 10 ~ 14 天；

（18）脊柱矫形手术（手术方式不区分）≥ 10 ~ 14 天。

三、注意事项

住院期间建议：

（1）每 4 天复查血浆 D- 二聚体测定（必要时增加）；

（2）每 7 天复查血管彩超（必要时增加）；

（3）高度怀疑 DVT 时立刻进行 CT 静脉血管造影（金标准）、高度怀疑 PE 时立刻进行 CT 动脉造影（金标准）；

（4）每 7 天复查胸部 X 线（必要时增加）；

（5）发现血栓形成后，立即进行血管外科专科会诊。

第二十八章

呼吸与危重症学科肺栓塞和深静脉血栓形成评估和预防方案

对所有呼吸内科住院患者进行 VTE 风险评估。对下列住院患者进行 VTE 预防性治疗：40 岁以上、因急性内科疾病住院患者，卧床 ≥ 3 天，同时合并下列病症或危险因素之一：急慢性呼吸衰竭、慢性阻塞性肺疾病急性加重、急性脑梗死、心力衰竭（NYHA Ⅲ 或 Ⅳ 级）、急性感染性疾病（重症感染或感染中毒症）、急性冠状动脉综合征、VTE 病史、恶性肿瘤、炎性肠病、慢性肾脏疾病、下肢静脉曲张、肥胖（体重指数 > 30kg/m²）、年龄 ≥ 75 岁。

一、呼吸内科 VTE 预防性治疗

对所有符合上述条件的住院患者均应根据具体情况选择预防性治疗（机械预防或药物预防措施）。

（一）机械预防措施的应用

下列需要应用机械方法预防 VTE：

（1）无机械预防治疗禁忌证的 VTE 高危患者，建议与药物预防联合应用。

（2）对抗凝药物治疗有禁忌证的 VTE 高危患者。

（3）出血性脑卒中或缺血性脑卒中且抗凝治疗弊大于利的患者。

（4）患肢无法或不宜应用机械预防措施者则在对侧实施预防。

机械方法预防 VTE 的禁忌证：严重下肢动脉硬化性缺血、充血性心力衰竭、肺水肿、下肢 DVT、血栓性静脉炎、下肢局部严重病变（如皮炎、坏疽、近期手术及严重畸形）等。

（二）药物预防性治疗的应用

对于存在危险因素的内科住院患者，如无禁忌证，可选择低分子肝素（LMWH）进行预防。注：单独应用阿司匹林对于预防 VTE 无明显帮助。

呼吸内科 VTE 高危患者可以皮下注射 LMWH 进行预防。

预防 VTE 的有效剂量：依诺肝素 40mg，1 次 / 天；达肝素 5000U，1 次 / 天。建议治疗时间为 6 ～ 14 天。

LMWH 的禁忌证：对 LMWH 过敏，其余禁忌证同普通肝素。

LMWH 应用中需要注意的问题：①定期监测血小板计数，每 2 ～ 3 天 1 次。②不推荐常规监测凝血因子 Xa，但对于特殊患者（如肾功能不全、肥胖），如有条件可进行测定，并据此调整剂量。③磺达肝癸钠：根据国外资料，内科 VTE 高危患者可以皮下注射磺达肝癸钠进行预防。其有效剂量为 2.5mg，1 次 / 天，建议治疗 6 ～ 14 天。禁忌证：对磺达肝癸钠过敏，其余禁忌证同普通肝素。

（三）重症患者的 VTE 预防性治疗

（1）呼吸内科的 VTE 高危患者如无禁忌证，建议在使用 LMWH 进行预防的同时，联合应用机械方法预防 VTE。

（2）对同时有高出血风险的患者，先采取梯度压力袜（GCS）和（或）间歇充气加压装置（IPC）预防血栓，直至出血风险降低，然后用药物代替机械方法预防血栓，或药物与机械方法联合应用。

（3）对药物和机械预防措施均有禁忌证的患者，应加强临床监护和床旁超声检查，以便尽早发现和治疗 VTE。

二、肺栓塞的诊治

（一）急性 PE 的处理原则

疑诊高危 PE（伴有休克或低血压）患者，随时可能有生命危险。此时应尽快：①开放静脉通路；②制动；③准备心肺复苏；④请相关科室会诊，进入 PE 规范诊治程序；⑤抗凝治疗：肠外抗凝剂普通肝素。

首先给予普通肝素负荷剂量 2000 ～ 5000U 或按 80U/kg 静脉注射，继之以 18U/（kg·h）持续静脉滴注。

在第 24 小时内每 4 ～ 6 小时测 APTT 1 次，根据 APTT 调整剂量，每次调整后 3 小时再测定 APTT，使 APTT 维持于正常值的 1.5 ～ 2.5 倍。治疗达到稳定水平后，改为每日测定 APTT 1 次。

在使用的第 3 ～ 5 天必须复查 Plt。若需较长时间使用，应在第 7 ～ 10 天和第 14 天复查 Plt。若 Plt 迅速下降或持续下降至＜ 50%，或＜ 100×10^9/ L，应立即停用。

对临床情况高度不稳定的患者，最有效的初始检查方法是床旁超声心动图。如果超声心动图证实右心室功能不全，充分评估后可考虑溶栓治疗。在某些罕见的情况下，如果心脏超声见到有心室腔内血栓时，可以明确诊断。

患者在支持治疗后一旦病情稳定，应尽快行 CT 肺动脉造影（CTPA）或肺通气 / 灌注（V/Q）显像进行确诊。

（二）急性非高危 PE 的处理原则

对于血流动力学稳定的非高危（不伴有低血压和休克）的患者，血浆 D- 二聚体检测联合临床可能性评估是合理的首选检查手段。在高度 PE 临床可能性的患者中，D- 二聚体的阴性预测值很低，可不必进行 D- 二聚体测定。

肺动脉造影是 PE 临床高度可能性患者的一线检查方法。当 CTPA 发现肺动脉段及其以上水平栓子时，即可确诊 PE。

对于疑诊 PE 的患者，只要下肢静脉加压超声检查发现近端 DVT，即可开始抗凝治疗。对于存在 CTPA 检查相对禁忌（如肾衰竭、造影剂过敏或妊娠）的患者，可选择下肢静脉加压超声检查，可考虑对 PE 疑诊的患者进行 V/Q 显像。如果 V/Q 显像高度可能，可以基本明确诊断。

对于低危 PE 患者，可给予抗凝治疗并尽早出院。对于存在心功能不全和（或）生物标志物改变的中危 PE 患者，应该先给予抗凝，同时严密监测。如果病情恶化，甚至出现血流动力学不稳定，可考虑使用补救性溶栓治疗。

方案一：低分子量肝素 100U/kg Q12h，与华法林重叠，初始剂量为 1～3mg，特殊患者可适当降低。与肠外抗凝剂重叠 5 天以上，当 INR 达到 2～3 并持续超过 2 天停用低分子量肝素。服用华法林期间应注意观察出血情况及复查凝血功能。

方案二：利伐沙班 15mg Bid，21 天后改为 20mg Qd。注意肝功能。

三、注意事项

（1）VTE 的发生是十分复杂的病理、生理过程，在进行预防性治疗前，必须进行个体化评估，权衡抗凝与出血的利弊。

（2）抗凝药物应用后，如发生严重出血，应立即停药，并及时采取相应处理措施。

（3）按上述建议进行 VTE 预防性治疗后，仍有可能发生 VTE，一旦发生，应采取相应治疗措施。

第二十九章 康复医学科肺栓塞和深静脉血栓形成评估和预防方案

康复医学科 PE 和 DVT 诊治标准参照《中国血栓性疾病防治指南》制定。

一、PE 疑诊

基于临床判断或临床可能性评分，联合 D- 二聚体筛查急性 PE。临床评估低度可能，D- 二聚体阴性，可临床除外急性 PE；如 D- 二聚体阳性，行确诊检查（肺 CTA）。临床评估高度可能，直接行确诊检查。（D- 二聚体的正常阈值根据年龄修正）

二、PE 确诊

血流动力学不稳定的 PE 疑诊患者，完善肺 CTA。血流动力学稳定的 PE 疑诊患者，行肺 CTA。（血流动力学不稳定是指出现低血压或休克的临床情况。）

三、DVT 疑诊

DVT 的 Wells 评分≤ 2 分，提示临床可能性低，需进一步行 D- 二聚体检测，阴性则基本排除，阳性需进一步检查。Wells 评分> 2 分，提示临床可能性高，需行进一步检查。综合诊断：联合 Wells 评分、临床表现、D- 二聚体检测、辅助检查（血管超声、血管造影）。

四、筛查方案

鉴于康复科患者以肢体功能障碍为主，在 Padua 评分 ≥ 4 分或有疼痛、肿胀、饮食减少时常规记出入量，呼吸节律改变（多见喘促）、咳嗽咳痰带血、SPO_2 下降等呼吸系统症状体征，行 DIC 检测，在 D- 二聚体升高时进一步行血管彩超、肺 CTA 等检查。

五、治疗

（一）在排除 VTE 后行 VTE 预防性治疗

1. 在内科常规评估及预防处置的基础上制订个体化治疗方案。基础预防参见临床各科：翻身拍背，下肢抬高位，应用间歇充气加压装置、梯度压力袜、足底静脉泵，踝泵运动。

2. 所有的物理治疗都有预防血栓形成的作用。

3. 运动疗法：双下肢髋膝踝主动运动，CPM、等速肌力训练每天 1～2 次，每次 20 分钟。

4. 物理因子治疗：通过声、光、电、磁的治疗，促进血液循环、肌肉收缩等。

（1）中频疗法：治疗部位为腓肠肌、比目鱼肌。以肌肉出现收缩、患者能耐受为度，每天 1 次，每次 20 分钟。

（2）超短波疗法（高频，使用限制较多，除外心脏起搏器与局部金属物等）：治疗部位为下肢。微热量，每天 1 次，每次 20 分钟。

（3）超声波治疗：治疗部位为小腿。温热量，每天 1 次，每次 10 分钟。

（4）磁疗：治疗部位为小腿内外侧。每天 1 次，每次 20 分钟。

上述四种物理因子治疗需除外恶性心律失常、充血性心力衰竭、心脏起搏器植入和治疗局部有金属物。

（5）肌效贴：治疗部位为下肢。可在傍晚贴扎，作用于夜间，早上拆除，不影响日间治疗。

5.药物预防：在充分评估出血风险后可给予药物预防。

（1）低分子量肝素：依据说明书，根据体重调整剂量。

（2）抗血小板聚集：阿司匹林、铝镁匹林、氯吡格雷。

（二）在确诊 VTE 后行 VTE 治疗

1.DVT 确诊后即请血管外科会诊指导用药。

2.PE 确诊后即请呼吸科会诊指导用药。

3.监测生命体征，治疗原发病。

4.康复治疗方法：

（1）急性期（发病 14 天内）：患肢抬高；无血栓侧肢体有氧训练；患侧下肢磁疗，每次 20 分钟，每天 1 次；有肿胀时予硫酸镁湿敷。

（2）亚急性期（15～30 天）：下肢髋、膝、踝主被动训练。髋关节屈伸外展训练，每组 15～20 次，每次 2～3 组，每天 2～3 次；膝关节屈伸训练，每组 15～20 次，每次 2～3 组，每天 2～3 次。坐位站立平衡功能训练。磁疗、微波微热量治疗 20 分钟，每天 1 次。鼓励下床活动。

（3）慢性稳定期（＞30 天）：下肢肌力柔韧性训练，步态训练。

第三十章

神经内科肺栓塞和深静脉血栓形成评估和预防方案

神经内科住院患者年龄较大、存在肢体瘫痪、长期卧床甚至部分要求绝对卧床情况，因此针对神经内科患者不同年龄、不同病情、不同神经功能障碍缺失程度，VTE 防治操作如下：所有患者根据神经内科静脉血栓风险管理制度进行 VTE 风险评估，根据评估结果分为低危、中危和高危等级，再结合患者的出血风险进行 VTE 防治。

一、基础预防

所有住院患者均常规行 VTE 评估。以下患者采取基础预防：预计卧床＞3 天，合并以下危险因素之一，即慢性心肺功能不全、急性感染性疾病、急性冠状动脉综合征、既往 VTE 病史、恶性肿瘤、慢性肾脏疾病、肥胖及年龄≥75 岁。

基础预防措施：①规范常规操作，减少静脉内膜损伤；②正确使用止血带；③常规健康宣传教育，包括控制饮食、饮食类型推荐、住院期间肢体活动锻炼，重点注重预防静脉血栓知识宣教；④常规完善四肢血管超声及 DIC 检查。

二、机械预防

所有肌力减低（4 级及以上），但仍可自行活动患者，VTE 评估为低危，除了进行基础预防，还需要进行机械预防及早期康复锻炼。

机械预防措施：间歇式充气加压装置及梯度压力袜等。患侧肢体无法实施机械预防或存在机械预防的禁忌证时，可在对侧肢体实施预防。一定要注意机械预防前要常规进行下肢血管超声排查禁忌证。

神经内科常规行床旁康复师早期床旁康复干预；需要早期活动的患者，避免患者被动卧床。

机械预防禁忌证：心力衰竭、下肢疾患（水肿、DVT、皮肤异常、严重的血管硬化、畸形等）、肺部疾患（肺水肿、肺栓塞）。

三、药物预防

所有肌力低于4级的患者，VTE评估为中高危，除了进行机械预防，还需要药物及早干预。

若患者合并凝血异常疾病、高危出血风险，评估无机械预防禁忌证后，可单独使用机械预防，待出血风险降低后，仍然建议机械预防与药物预防联合应用。

药物预防包括普通肝素、低分子量肝素、磺达肝癸钠和新型口服抗凝药等。

1. 普通肝素 应用注意事项：①观察患者一般情况及皮下出血情况。②动态监测凝血功能，调整给药剂量。③定期复查血小板计数，预防血栓事件和出血事件。④若有出血事件，及时处置补救。

2. 低分子量肝素 采用皮下注射的方式给药，可以显著降低卧床患者DVT与PE的发生率，且不增加大出血发生风险，对于神经内科大面积脑梗死、心源性脑栓塞、静脉窦血栓合并少量出血的患者，住院期间可优先考虑低分子量肝素。低分子量肝素的特点：①并发症少，安全性高，可根据体重调整剂量；②凝血功能监测时间可适当延长，有出血倾向时检测血小板计数。

3. 磺达肝癸钠 2.5mg，每天1次，可有效预防内科住院患者VTE的发生。

4. 新型口服抗凝药 主要应用在外科手术患者，特别是骨科患者，内科患者的 VTE 预防较少。

5. 维生素 K 拮抗剂（VKA） 华法林。优点：价格低，可用于 DVT 预防。缺点：①出血风险较高。治疗剂量范围窄，个体差异大，需常规监测 INR，调整剂量控制 INR 在 2.0 ～ 2.5，INR 超过 3.0 会明显加大出血风险。②易受药物及食物影响。③显效慢，半衰期长。服用 VKA 预防内科住院患者 VTE 的研究较少，不作为常规使用。

6. 抗血小板药物 主要是抗动脉血栓作用，在 VTE 预防上有一定作用。阿司匹林可以用于下肢静脉血栓的预防，但对于 VTE 风险高的患者，除了常规的阿司匹林抗栓，评估患者一般情况及出血风险高低、抗凝药物的加用仍作为预防血栓的首选。

四、方法推荐

常规对所有符合上述条件的内科住院患者和（或）Padua 评分 ≥ 4 分的 VTE 高风险内科住院患者进行预防。根据个体情况选用抗凝治疗。住院期间根据患者肢体活动情况，预防一般需要 1 ～ 2 周，目前无临床证据表明须延长预防时间。预防过程中应动态评估患者的风险等级及调整预防方案。

（一）机械预防措施

1. 常规建议机械预防与药物预防联合应用。

2. 对于脑血管疾病，衡量利弊，若弊大于利的患者及有抗凝禁忌的患者建议单用机械预防。

3. 患侧存在机械预防禁忌证时可以在对侧实施机械预防。

（二）药物预防措施

个体化选择 1 种药物预防措施。

1.LDUH 排除禁忌证后，给予 LDUH 5000U，皮下注射，Bid。

2.LMWH 皮下注射，每天 1 次。根据情况动态监测凝血和血小板计数变化。

3. 磺达肝癸钠　用药前仔细阅读说明书。

（三）床旁康复

对于肌力减低患者，早期给予床旁康复。由专业康复师给予肢体功能偏瘫综合训练、认知功能锻炼、作业疗法、针灸理疗等康复治疗。

五、注意事项

1. 对高龄患者采用药物预防，需加强临床监测。高龄患者通常伴有肾功能损害、多种并发症、对口服抗凝药易过敏、其他合并用药互相作用。VTE预防可能导致出血风险增加，出血风险高的高龄患者建议行机械预防。

2. 住院期间建议：

（1）每2～3天复查 D- 二聚体测定（必要时增加）。

（2）常规完善下肢血管超声检查（必要时增加）。

（3）高度怀疑 DVT 时立刻进行 CT 静脉血管造影（金标准）、高度怀疑 PE 时立刻进行 CT 动脉造影（金标准）。

（4）发现血栓形成后，立即进行血管外科会诊。

第三十一章

神经外科肺栓塞和深静脉血栓形成评估和预防方案

针对神经外科不同年龄、不同手术类型的患者，VTE 防治操作如下：所有患者根据神经外科静脉血栓风险管理制度进行 VTE 风险评估，根据评估结果分为低危、中危和高危等级，再结合患者的手术方式进行 VTE 防治。

一、所有手术患者

均需要进行基础预防。基础预防措施包括：

1. 手术操作规范，减少静脉内膜损伤。

2. 正确使用止血带。

3. 术后抬高患肢，促进静脉回流（颅高压患者可暂不执行）。

4. 注重预防静脉血栓知识宣教，指导早期康复锻炼。

5. 围术期适度补液，避免血液浓缩。

二、所有手术患者，VTE 评估为低危

除了进行基础预防，还需要进行机械预防。机械预防措施包括：应用间歇式充气加压装置及梯度压力袜等。利用压力促使下肢静脉血流速度增加，减少静脉血液淤滞，降低手术后下肢静脉血栓形成的风险，同时降低因外周循环导致的肺动脉血栓形成风险。对合并四肢骨折或严重四肢皮肤挫伤或明显开放伤口患者无法或不宜采用机械预防措施的患者，可在健侧肢体实施预

防。应用前宜掌握适应证。

下列情况禁用或慎用机械预防措施：

1.外周阻力增加性疾病，如充血性心力衰竭、肺水肿或下肢严重水肿等容量血管疾病。

2.已经明确的下肢深静脉血栓形成、肺栓塞发生或血栓性静脉炎。

3.间歇式充气加压装置和梯度压力袜不适用于下肢局部异常（如皮肤炎症、坏死、坏疽、近期接受皮肤移植手术、下肢外伤或病理性骨折等）。

4.下肢血管存在严重动脉硬化或狭窄、其他缺血性血管病（糖尿病性外周血管病变等）及下肢严重畸形等。

三、所有手术患者，VTE 评估为中危或高危

除了进行基础预防，推荐机械预防与药物预防联合应用。若患者合并凝血功能异常疾病、高出血风险，建议单独使用机械预防，待出血风险下降或平稳后，仍然建议加用药物预防。

（一）药物预防措施

神经外科手术后的患者是 VTE 发生的高危人群，所以应充分权衡患者的血栓风险和出血风险利弊，合理选择抗凝药物。对于出血风险高的患者，只有当预防血栓的获益大于出血风险时，才考虑使用抗凝药物。

常见的出血风险包括：①既往出血病史；②有严重肾功能不全；③神经外科住院前使用抗血小板药物；④曾有或本次手术中有难以控制的手术出血、手术范围大、翻修手术及内源性或外源性凝血功能异常性疾病。

我国现有抗凝药物包括普通肝素、低分子量肝素、Xa 因子抑制剂类、维生素 K 拮抗剂和抗血小板药物。

1.普通肝素　本药物可以降低下肢静脉血栓形成的风险，因其分子量大，对凝血功能抑制范围较广且较低分子量肝素易致出血等原因，目前临床使用较少。

2. 低分子量肝素 目前是最常用且相对安全的抗凝药物。其有以下特点：①低分子量肝素有体重比例限制；②严重出血并发症少，相对安全，但仍有极少出血事件发生；③使用期间可行低分子量肝素基因检测，科学指导药物使用，应注意观察出血倾向，必要时检测血小板计数。

3. Xa因子抑制剂 是目前较新型的药物，其有使用剂量固定、理论上无须常规动态监测凝血及血常规等优点。Xa因子抑制剂可分为两种：①直接Xa因子抑制剂，如利伐沙班、阿哌沙班，阿哌沙班是最新的可用于外科大手术后VTE预防的药物。该类药使用操作方便；药物及食物相互作用少，副反应低。肌酐清除率＜15ml/min的患者，不建议使用直接Xa因子抑制剂。②间接Xa因子抑制剂，如磺达肝癸钠，安全性与依诺肝素相似。但存在重度肾功能不全（肌酐清除率＜20ml/min）的患者，禁忌使用磺达肝癸钠。

4. 维生素K拮抗剂 华法林，传统药物，出血风险相对较高，需要动态监测凝血功能。维生素K拮抗剂的不足：①目前常规行华法林基因检测及用药指导，使用剂量个体化差异大，需要常规监测国际标准化比值（INR），调整剂量控制INR在2.0～2.5，INR＞3.0会增加出血风险；②易受药物及食物影响；③显效慢，半衰期长，如发生因口服华法林等导致的出血性疾病，因其较长的半衰期，导致后续治疗相对麻烦且难以及时纠正凝血功能异常。需要注意的是，如应用该药物，应在术后无活动性出血且评估风险后使用。

5. 抗血小板药物 阿司匹林主要通过抑制血小板聚集，发挥抗动脉血栓作用，在VTE预防上有一定作用。阿司匹林可以用于下肢静脉血栓的预防。

（二）药物预防的注意事项

1. 由于各种抗凝药物作用机制、分子质量、单位、剂量等存在差异，且每种药物均有其各自的使用原则、注意事项及不良反应，所以在应用时需要参照说明书。

2. 对存在肾功能、肝功能损害的患者，应注意调整药物剂量。低分子量肝素、磺达肝癸钠、利伐沙班、阿哌沙班等不适用于严重肾损害患者，可以选择应用普通肝素。

3. 椎管内血肿少见，但后果严重。因此，在行椎管内操作（手术、穿刺、硬膜外置管拔除等）前 12 小时、后 2～4 小时，使用抗凝药物会增加出血风险。服用阿哌沙班时，需要在末次给药 20～30 小时后才能取出硬膜外导管；服用利伐沙班时，需要在末次给药 18 小时后才能取出硬膜外导管；若使用低分子量肝素，应于末次给药 18 小时后拔管；磺达肝癸钠半衰期较长，不建议在硬膜外麻醉或镇痛前使用。

4. 佩戴心脏起搏器、冠心病需要长期服用氯吡格雷或阿司匹林的患者，术前 1 周停用氯吡格雷及阿司匹林，停药期间酌情使用低分子量肝素。

5. 对于使用口服抗凝药物预防 VTE 的患者，需要关注术后呕吐症。

（三）药物预防的禁忌证

1. 绝对禁忌证　①近期有活动性出血及凝血功能障碍；②急性脑出血，肿瘤卒中；③严重头颅外伤或急性脊髓损伤，活动性消化道出血；④血小板计数 $< 20 \times 10^9$/L；⑤肝素诱导的血小板减少症病史者，禁用肝素和低分子量肝素；⑥华法林具有致畸性，孕妇禁用。

2. 相对禁忌证　①近期颅内出血、胃肠道出血病史；②急性颅内损害或肿物；③血小板计数减少至（20～100）$\times 10^9$/L；④类风湿视网膜病，有眼底出血风险者。

（四）药物预防的时机及时限

所有评估为中危、高危，需要进行药物预防的患者：术后 3 天开始进行药物预防（复查颅内情况稳定，且 DIC 无明显异常）。药物预防时限如下：

（1）局部小范围清创缝合 ≥ 7 天。

（2）脑出血开颅或微创手术 ≥ 1～2 周。

（3）单纯颅脑创伤开颅手术 ≥ 1～2 周。

（4）颅骨修补手术 ≥ 7 天。

（5）颅内肿瘤手术≥7天。

（6）显微血管减压术（MVD手术）≥7天。

（7）经皮穿刺微球囊压迫术（PMC手术），如不合并心房颤动等心脏疾病，术后可不药物预防。

（8）介入栓塞手术，常规药物预防。

（9）单纯造影手术，如不合并心房颤动等心脏疾病，术后可不药物预防。

（10）颈动脉内膜剥脱术（CEA手术）≥7天。

（五）注意事项

住院期间建议：

1. 每4天复查血浆D-二聚体测定（必要时增加）。

2. 每7天复查血管彩超检查（必要时增加）。

3. 高度怀疑DVT时立刻进行CT静脉血管造影（金标准）、高度怀疑PE时立刻进行CT动脉造影（金标准）。

4. 每7天复查胸部X线（必要时增加）。

5. 发现血栓形成后，立即进行血管外科会诊。

第三十二章　消化科肺栓塞和深静脉血栓形成评估和预防方案

VTE 是住院患者常见并发症和重要死亡原因之一，包括 PE 和 DVT。PE 与 DVT 是同一疾病发展的不同阶段和其在不同部位的两种临床表现，两者统称为 VTE。

消化科住院患者中有一部分存在：活动量减少、长时间卧床，使静脉血流速度明显减慢；严重感染，炎症促使组织因子释放，并直接激活外源性凝血系统，导致高凝状态或血栓形成；严重肝病及消化道大出血患者本身凝血机制异常；患者自身因素，如高龄、肥胖、恶性肿瘤等，均可使 VTE 发生的风险增加。消化科医师应对所有住院患者进行 VTE 风险评估，并根据评估结果决定处理方案。

一、风险评估

原则：医护合作一体化，构建 VTE 防治体系。

1.入院 24 小时，VTE 风险评估　见表 32-1。同时需要完成健康宣教，床头指示，重点观察和护理。

2.VTE 中、高危患者评估　需完成：

（1）下肢静脉彩超、D- 二聚体检测。

（2）出血风险评估，见表 32-2。

表 32-1　入院 24 小时 VTE 风险评估

1 分项	2 分项	预防措施
□年龄≥ 70 岁	□近期（≤ 1 个月）创伤	□使用相应的警示标
□肥胖（体重指数≥ 25kg/m^2）	或外科手术	志
□下肢静脉曲张	3 分项	□家属陪伴
□妊娠或产褥期	□恶性肿瘤活动期（肿瘤	□抬高患肢
□急性感染性疾病	已切除或治愈除外）	□早期下床活动
□呼吸衰竭	□活动受限，预计卧床至	□早期功能锻炼
□心力衰竭	少 3 天	□穿梯度压力袜
□缺血性脑卒中（3 个月内）	□已知的血栓形成倾向	□气压治疗
□心肌梗死（3 个月内）	（包括抗凝血酶缺乏	□告知有关注意事项
□炎性肠病史（溃疡性结肠炎、	症，蛋白 C 或 S 缺乏，	□遵医嘱抗凝治疗
克罗恩病）	Leiden V 因子、凝血酶	
□正在服用雌激素替代治疗	原 G20210A 突变，抗磷	
□肾病综合征	脂抗体综合征等）	
□血小板增多症		

总评分：低危 0 ～ 3 分　高危≥ 4 分

表 32-2　出血风险评估

□年龄≥ 85 岁	□已知、未治疗的出血疾病
□ 3 个月内有出血事件	□未控制的高血压
□活动性胃肠溃疡	□腰椎穿刺、硬膜外或椎管内麻醉术前 4 小时至术
□严重肾衰竭或肝衰竭	后 12 小时
□血小板计数＜ 50 × 10^9/L	□同时使用抗凝药、抗血小板药物治疗或溶栓药物
	□凝血功能障碍

二、预防措施

　　所有患者在经过 VTE 风险评估后，如为中、高危患者应采用恰当的机械预防措施和（或）药物预防措施。应该注意不同方法的适应证和禁忌证及剂量的选择。

（一）一般预防方法

　　1. 规范操作　减少静脉内膜损伤，正确使用止血带，抬高患肢，促进静脉回流。注意住院期间的护理，避免脱水与不必要的制动。

2. 早期活动和功能锻炼　鼓励及早进行主动与被动活动，早期进行功能锻炼。

3. 患者教育　进行 VTE 相关知识宣教；改善生活方式，如戒烟、戒酒、控制血糖及控制血脂等。

（二）机械预防措施

1. 常用的机械预防措施　应用梯度压力袜（GCS）、间歇式充气加压装置（IPC）及足底静脉泵（VFP）。

2. 原理　通过机械加压方法增加静脉回流和（或）减少下肢静脉淤血，从而减少 DVT 的发生。

3. 适用人群　可单独用于 VTE 低危的外科手术和内科住院患者，合并高出血风险的 VTE 中、高危患者。不伴有高出血风险的 VTE 高危患者可与药物预防联合使用。

4. 禁忌证　①充血性心力衰竭、肺水肿；②下肢严重水肿；③下肢血栓性静脉炎；④下肢局部严重病变（如皮炎、坏疽或近期接受皮肤移植手术）、下肢血管严重动脉硬化或其他缺血性血管病及下肢严重畸形。

5. 注意事项　治疗过程中应尽可能在双侧肢体进行，并注意患者的依从性。对 VTE 高危患者应动态评估患者出血风险，当出血风险下降或消失时应立即转为药物预防或联合药物预防。

（三）药物预防措施

有效预防 VTE 的药物是抗凝药物，明显优于抗血小板药物，但是如存在抗凝禁忌，可考虑使用抗血小板药物治疗。

抗凝治疗的禁忌证包括活动性出血、活动性消化道溃疡、凝血功能障碍、恶性高血压、细菌性心内膜炎、严重肝肾功能不全及对药物过敏者。既往有肝素诱导的血小板减少症（HIT）患者禁用肝素和低分子量肝素，孕妇禁用华法林。

1. 低剂量普通肝素 适用人群：VTE 中高危风险的患者。对于极高危患者，推荐与机械预防措施联合应用。

2. 低分子量肝素（LMWH） 主要包括依诺肝素、那屈肝素、达肝素等。

适用人群：VTE 中高危风险的患者。对于极高危患者，推荐与机械预防方法联合应用。

目前是 VTE 预防的一线用药。尽管不同 LMWH 的药理特性有显著区别，而且每种 LMWH 都应被当作一种独立的药物，但研究结果表明不同 LMWH 的疗效没有明显差别。

中危剂量：LMWH 2000 ～ 3000U，每天 1 次，皮下注射。

高危剂量：LMWH 3000 ～ 4000U，每天 1 次，皮下注射。

VTE 中高危风险的患者且不伴有高出血风险，剂量根据患者病情、年龄、体重等情况选择（表 32-3）。对于高危、极高危患者，推荐与机械预防方法联合应用。

表 32-3 中高危风险患者 LMWH 使用剂量及用法

药物	中危剂量	高危剂量	用法
依诺肝素	2000 ～ 3000U（0.2ml）	4000U（0.4ml）	每天 1 次，皮下注射
那屈肝素	2850U（0.3ml）	38U/kg	每天 1 次，皮下注射

3. 磺达肝癸钠（安卓） 是一种人工合成的戊糖，能选择性地抑制凝血因子 Xa。

适用人群：用于全髋关节置换术（THR）、全膝关节置换术（TKR）、髋部骨折术（HFS）患者的围术期 VTE 预防。

4. 直接口服抗凝药物 主要包括利伐沙班、达比加群酯、阿哌沙班、依度沙班等。

适用人群：接受人工全髋关节置换术（THR）和人工全膝关节置换术

（TKR）的患者。

5. 维生素 K 拮抗剂（VKA）　最常用的 VKA 是华法林，急性期通常与肝素或低分子量肝素重叠使用。

适用人群：通常用于出院后长期预防，不常规作为短期预防药物。

6. 阿司匹林　不建议单独应用阿司匹林等抗血小板药物作为急性期和高危患者 VTE 的预防。

三、注意事项

1.《服用抗栓药物患者接受急诊和择期内镜操作的管理》，见附录一。

2.《中国住院 IBD 患者静脉血栓栓塞症防治专家共识意见》，见附录二。

第三十三章

肿瘤科肺栓塞和深静脉血栓形成评估和预防方案

肿瘤患者为 VTE 发生的高危人群。流行病学研究发现，在所有首次发生 VTE 的病例中 20% ～ 30% 和肿瘤相关，肿瘤患者 VTE 的发生率比非肿瘤患者高 4 ～ 7 倍，且呈逐年上升趋势。肿瘤患者发生 VTE 的累积发生率为 1% ～ 8%。VTE 为肿瘤的重要并发症之一，也是导致肿瘤患者死亡的原因之一。做好科室内 VTE 防治管理工作，建立长久可行、高效顺畅的工作协调机制，可提高 VTE 防治工作成效，减少 VTE 导致的不良结局和疾病负担。

对于所有肿瘤科住院患者，采用医护合作一体化，构建 VTE 防治体系。总体遵循目前已有医院 VTE 防治运行方案，依据"中国临床肿瘤学会肿瘤与血栓专家委员会"发布的《肿瘤相关静脉血栓栓塞症预防与治疗指南》，以及中国临床肿瘤学会（CSCO）《肿瘤患者静脉血栓防治指南》（2020 版），所有肿瘤科住院患者均需要进行 VTE 风险评估和出血风险评估，临床上需要根据患者的血栓与出血风险进行个体化的预防方案的选择。

肿瘤患者 VTE 筛查的一般流程见图 33-1。

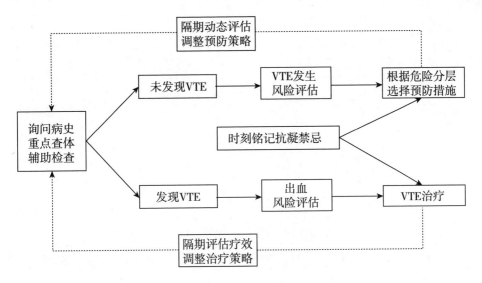

图 33-1　肿瘤患者 VTE 筛查的一般流程

一、评估与预防

（一）肿瘤科 VTE 预防流程

肿瘤科 VTE 预防流程见图 33-2。

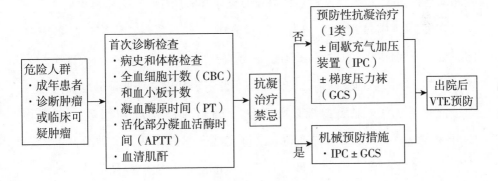

图 33-2　肿瘤科 VTE 预防流程

（二）肿瘤科 VTE 风险评估及处理原则

肿瘤科 VTE 风险评估及处理原则见图 33-3。

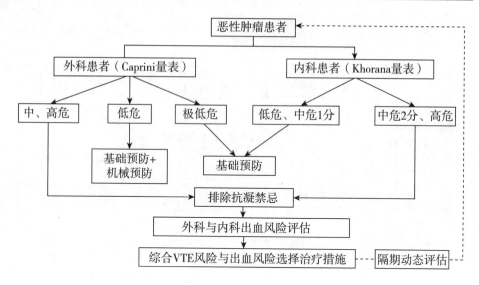

图 33-3　肿瘤科 VTE 风险评估及处理原则

1.VTE 风险评估　对肿瘤科每例患者入院时进行 VTE 风险评估，依据 CSCO《肿瘤静脉血栓防治指南》意见，结合科室收治有深、浅部肿块穿刺活检，血管介入及消融手术等微创手术患者，科室的 VTE 风险评估采用 Caprini 量表（表 33-1），分为中高危组、低危组、极低危组，在整个住院期间动态评估 VTE 风险，评估结果及时记录在病历中。

在实际使用过程中我们发现，量表中的有些条目，许多医护各有各的想法及评判标准，以致无法形成统一质控。以下附上 Caprini（VTE）量表详细解读，以便培训及评估医护人员使用此量表，提高评估评分准确性。

依据 CSCO《肿瘤血栓防治指南》，对于恶性肿瘤患者，最好将 Caprini 量表（表 33-2）与 Khorana 量表结合起来评估，以评分高的量表为准。故推荐肿瘤科医护人员，对于有 Khorana 量表中提及的高危瘤种，白细胞计数、血小板计数增高，贫血及使用促红素的患者，在入院后已进行 Caprini 量表评分的基础上，再结合 Khorana 量表进行评估，以评分高的量表为主。

表 33-1　Caprini 量表

1分	2分	3分	4分
年龄 41 ～ 60 岁	年龄 61 ～ 74 岁	年龄 ≥ 75 岁	脑卒中（ < 1 个月）
小手术	关节镜手术	VTE 史	择期关节置换术
体重指数 > 25kg/m²	大型开放手术（ > 45 分钟）	VTE 家族史	髋、骨盆或下肢骨折
下肢肿胀	腹腔镜手术（ > 45 分钟）	凝血因子 V Leiden 突变	急性脊髓损伤（ < 1 个月）
静脉曲张	恶性肿瘤	凝血酶原 G20210A 突变	
妊娠或产后	卧床 > 72 小时	狼疮抗凝物阳性	
有不明原因的或习惯性流产史	石膏固定	抗心磷脂抗体阳性	
口服避孕药或激素替代疗法	中央静脉通路	血清同型半胱氨酸升高	
感染中毒症（ < 1 个月）		肝素诱导的血小板减少症	
严重肺病，包括肺炎（ < 1 个月）		其他先天性或获得性血栓形成倾向	
肺功能异常			
急性心肌梗死			
充血性心力衰竭（ < 1 个月）			
炎性肠病史			
卧床患者			

表 33-2　Khorana 量表

危险因素	评分
极高危的原发癌症类型：胃癌、胰腺癌、脑癌	2
高危的原发癌症类型：肺癌、淋巴瘤、妇科肿瘤、膀胱癌、睾丸癌、肾癌	1
治疗前血小板计数 ≥ 350 × 10⁹/L	1
血红蛋白水平 < 100g/L 或正在采用一种红细胞生长因子治疗	1
治疗前白细胞计数 > 11 × 10⁹/L	1
体重指数 ≥ 35kg/m²	1

　　根据评估结果，责任护士在患者床头悬挂危险红、黄、绿颜色标志牌，分别代表高、中、低 / 极低危险组（若采用 Caprini 评分，将低和极低风险组合并；若采用 Khorana 评分，将中危和高危组合并），见表 33-3。

　　2. 出血评估　对每例住院患者进行出血风险评估（表 33-4，表 33-5），并在整个住院期间动态评估出血风险，评估结果及时记录在病历中。

表 33-3 VTE 风险分级

Caprini 评分	Caprini 风险等级	Khorana 评分	Khorana 风险等级
0	极低危组	0	低危组
1 ~ 2	低危组	1	中危组
3 ~ 4	中危组	2	高危组
≥ 5	高危组	≥ 3	极高危组

表 33-4 内科住院患者出血危险因素

具有以下 1 项即为出血高危	具有以下 3 项及以上为出血高危
活动性消化道溃疡	肝功能不全（INR > 1.5）
入院前 3 个月内有出血事件	严重肾功能不全 [GFR < 30ml/（min·m^2）]
血小板计数 < 50×10^9/L	入住 ICU 或 CCU
	中心静脉置管
	风湿性疾病
	现患恶性肿瘤
	男性

INR，国际标准化比值；GFR，肾小球滤过率；ICU，重症监护室；CCU，心脏病监护室

表 33-5 外科住院患者出血危险因素

出血风险类别	手术类型
非常高	·神经外科手术（颅内或脊柱） ·泌尿外科手术 ·心脏手术
高	·起搏器或自动植入式心律转复除颤器放置 ·重大肿瘤手术 ·主要血管手术（腹主动脉瘤修复，外周动脉搭桥术） ·重建整形手术 ·肾或肝活检 ·肠息肉切除术（如果是结肠镜检查的一部分） ·主要骨科手术 ·头颈部手术 ·主要的腹腔内手术 ·主要的胸内手术

续表

出血风险类别	手术类型
低	·腹腔镜胆囊切除术或疝修补术 ·冠状动脉造影 ·关节镜检查 ·活组织检查（前列腺、膀胱、甲状腺、淋巴结） ·支气管镜检查＋活组织检查 ·中心静脉导管拔除 ·胃肠镜检查和活组织检查
非常低	·轻微的皮肤病学程序（基底和鳞状细胞癌的切除，光化学角化病，恶性或恶化前痣） ·白内障摘除 ·电惊厥疗法 ·关节穿刺术 ·关节或软组织注射 ·胃肠镜检查，无需活组织检查

3. 合理预防　根据患者的 VTE 风险及出血风险选择个体化预防方案，根据动态评估结果调整预防策略，如存在抗凝禁忌或其他特殊情况，及时邀请专科医师会诊。

（1）对所有诊断为活动性肿瘤（尤其是化疗期间）患者，可以使用 LMWH、直接口服抗凝药物或维生素 K 拮抗剂（VKA）进行超过 6 个月的抗凝治疗，长期抗凝药物优选 LMWH、利伐沙班。对于出血高风险者，尤其是胃肠道和泌尿生殖道恶性肿瘤患者，为减少出血风险，LMWH 优于利伐沙班。

（2）对中、高危（Caprini 评分 ≥ 2）患者，建议贯穿住院期间抗凝治疗 ± 机械预防（间歇式充气加压装置、梯度压力袜），评分越高，治疗强度越强。

（3）骨髓瘤患者：对于接受具有高度血栓形成性的抗血管生成治疗者，即接受沙利度胺 / 来那度胺和高剂量地塞米松或阿霉素或多种药物联合化疗的多发性骨髓瘤患者，或伴有 2 个或以上个体 / 骨髓瘤风险因素（见表

33-7）的骨髓瘤患者，推荐的预防性治疗是预防性使用低分子量肝素或华法林（调整至 INR 2～3）。对于伴有 1 个或以下个体/骨髓瘤风险因素的骨髓瘤患者，可使用阿司匹林 75～150mg，每日 1 次。

除了上述提及的预防性抗凝治疗的策略，在预防性抗凝治疗中，还有一些特别情况需要关注，详见表 33-6。

表 33-6　需要特殊关注的预防性抗凝情况

	Ⅰ级推荐	Ⅱ级推荐	Ⅲ级推荐
住院活动性肿瘤患者，伴随血栓风险增加的急性疾病或活动能力下降		住院期间药物预防（2B 类证据）	机械预防：定期进行血栓风险及出血风险评估，减少相关可控因素（3 类证据）
门诊 Khorana 评分≥2 分，拟进一步行系统抗肿瘤治疗患者		利伐沙班、阿哌沙班 或 LMWH（2B 类证据）	机械预防：定期进行血栓风险及出血风险评估，减少相关可控因素（3 类证据）
行大手术的肿瘤患者，尤其对腹盆腔手术或风险评分最高危险组者	围术期普通肝素或 LMWH 至少 7～10 天，可延长至 4 周（1A 类证据）	围术期普通肝素或 LMWH 至少 7～10 天（部分患者 LMWH 可延长至 4 周）+机械预防（2A 类证据）	定期进行血栓风险及出血风险评估，减少相关可控因素（3 类证据）
接受含沙利度胺、雷那度胺、地塞米松治疗的多发性骨髓瘤患者	低危者建议使用阿司匹林或 LWMH 治疗，高危者建议使用 LWMH 治疗（2A 类证据）		机械预防：定期进行血栓风险及出血风险评估，减少相关可控因素（3 类证据）

对于多发性骨髓瘤患者，由于疾病本身及治疗药物的特殊性，推荐基于国际骨髓瘤工作组发布的风险评估模型来确定预防策略，详见表 33-7。

表 33-7　多发性骨髓瘤患者的 VTE 预防

危险因素	推荐
个体危险因素	无危险因素或仅 1 项个体危险因素 / 骨髓瘤相关危险因素：
·肥胖（BMI ≥ 30kg/m²）	·阿司匹林 81 ～ 325mg/d
·既往 VTE	≥ 2 种个体危险因素 / 骨髓瘤相关危险因素：
·中心静脉通路或起搏器	·LMWH（相当于依诺肝素 40mg/d），或
·相关疾病：心脏病，慢性肾脏病，糖尿病，急性感染，制动	·足剂量华法林（目标 INR 2 ～ 3）
·手术：一般手术，任何麻醉，创伤	
·使用促红细胞生成素	
骨髓瘤相关危险因素	
·骨髓瘤诊断	
·高黏血症	
骨髓瘤治疗	采用骨髓瘤相关治疗：
·高剂量地塞米松（≥ 480mg/ 月）	·LMWH（相当于依诺肝素 40mg/d），或
·多柔比星	·足剂量华法林（目标 INR 2 ～ 3）
·多药联合化疗	

4. 知情告知　对患者和（或）家属进行 VTE 相关知识教育与病情告知，包括 VTE 的危险和可能后果、VTE 预防的重要性和可能的副作用、VTE 预防措施的正确使用等，并签署知情同意书。

二、诊断与治疗

1. DVT 诊断与治疗　DVT –Wells 量表见表 33-8，VTE 治疗用抗凝药物用法及用量见表 33-9。

表 33-8　DVT -Wells 量表

	临床特征	分值
1	癌症活动期（近 6 个月内接受治疗或当前姑息治疗）	1
2	偏瘫，轻瘫或最近下肢石膏固定	1
3	近期卧床 ≥ 3 天或近 12 周内行大手术（全身麻醉或局部麻醉）	1
4	沿深静脉走行有局限性压痛	1
5	整个下肢肿胀	1
6	肿胀小腿周径至少大于无症状侧 3cm（胫骨粗隆下 10cm 测量）	1
7	凹陷性水肿（仅症状腿）	1
8	浅静脉侧支（非静脉曲张）	1
9	既往 DVT 史	1
10	至少可能和 DVT 相当的其他病因诊断	-2

表 33-9　VTE 治疗用抗凝药物用法及用量

药物名称	VTE 治疗用量
低分子量肝素	80 ～ 100U/kg，皮下注射，12 小时 1 次
华法林	2.5 ～ 5mg，口服，每日 1 次；调整剂量使国际标准化比值（INR）在 2 ～ 3，用于长期治疗预防复发
利伐沙班	口服用药，急性期初始治疗推荐剂量是前 3 周 15mg，每日 2 次；在初始治疗期后，后续治疗的推荐剂量为 20mg，每日 1 次

　　肿瘤 DVT 患者应接受 3 ～ 6 个月或根据病情给予 6 个月以上的抗凝治疗，而合并 PE 的患者应接受 6 ～ 12 个月或根据病情给予 12 个月以上的治疗。对于患有活动性肿瘤或持续危险因素的患者，应考虑无限期抗凝。对于出血风险较高的肿瘤患者，推荐使用 LMWH，特定的口服直接 Xa 因子抑制剂（如利伐沙班等）是可替换方案，但需要警惕其增加出血事件发生的可能性。出血风险较高的患者人群包括：原发灶完整的胃肠道癌；泌尿生殖道、膀胱和肾盂及输尿管高出血风险肿瘤；活动性胃肠道黏膜异常（如十二指肠溃疡、

胃炎、食管炎或结肠炎）患者。口服直接 Xa 因子抑制剂利伐沙班具有治疗窗宽，无须常规进行凝血功能监测的优势，是抗凝治疗的首选单药治疗方案之一。利伐沙班的治疗推荐剂量是前 3 周 15mg/ 次，每日 2 次，之后维持治疗及降低 DVT 和 PE 复发风险的剂量是 20mg/ 次，每日 1 次。华法林可用于患有 VTE 的肿瘤患者的长期抗凝治疗，在使用时应该有至少 5 天的非口服抗凝剂过渡期，在此期间非口服抗凝剂与华法林重叠使用，直至患者 INR 达到 2～3。为确保华法林使用的疗效和安全性，必须定期监测 INR。

2.PE 诊断与治疗　PE-Wells 量表见表 33-10。

表 33-10　PE-Wells 量表

Wells 评分法	原始版	简化版
既往肺栓塞或深静脉血栓	1.5	1
心率≥ 100 次 / 分	1.5	1
过去 4 周内手术或制动	1.5	1
咯血	1	1
活动性癌症	1	1
深静脉血栓的临床征象	3	1
非肺栓塞其他诊断的可能性小	3	1

所有确诊 PE 且无抗凝禁忌者，立即抗凝治疗，建议 3～6 个月；伴有低血压或血流动力学不稳定且无高出血风险者，溶栓治疗；有禁忌证或溶栓后不稳定者，导管或手术取栓术和溶栓治疗；抗凝无效的 PE 患者、非依从性抗凝治疗的患者、心脏或肺功能障碍患者复发 PE 严重到可导致危及生命、多发 PE 和慢性血栓栓塞性肺动脉高压者考虑使用可回收或临时 IVC 滤器。

对于出现插管部位或同侧肢体肿胀、肤色改变、锁骨上间隙或颈部疼痛、局部可见静脉网、导管功能障碍、导管相关感染等表现，需要警惕是否发生导管相关静脉血栓。可通过静脉超声进行确诊，如超声阴性而又高度怀疑，可行增强静脉造影（CT 静脉成像、MRI 静脉成像），同时参考 D- 二聚体、

FDP 等结果。

对于大隐静脉与股总静脉交界处（交界处 2cm 内）大隐静脉近心端的血栓性静脉炎患者，鉴于累及深静脉系统和造成栓塞的风险，应接受 DVT 的治疗。初期对症治疗的药物可选用非甾体抗炎药、热敷及抬高患肢，但对于血小板计数（20 ~ 50）× 10^9/L 或以下，或严重血小板功能障碍的患者，应避免使用阿司匹林及其他非甾体抗炎药。抗凝治疗建议至少 4 周静脉注射普通肝素或低分子量肝素，静脉用药应急治疗后可以选择过渡到口服抗凝药物。

三、宣教与指导

肿瘤科应定期通过开展血栓栓塞相关知识小讲座，制作血栓健康教育小手册，在微信公众号发布相关科普文章、视频等方式，告知患者什么是血栓、血栓形成的危险因素、怎样预防血栓、患了血栓疾病应该怎么办、用药期间的注意事项等。

四、抗凝并发症的防治

抗凝治疗所致出血：

（1）快速了解出血情况。首先询问抗凝药物的末次使用时间；采血测肌酐清除率、血红蛋白；评估凝血状态，甚至药物血浆浓度（如可能）。

（2）根据出血的严重程度采取相应的治疗措施。①轻度出血：延迟用药或停止用药。针对患者情况对症治疗。可结合患者的合并用药情况，调整抗凝药物的种类和剂量。②非致命性大出血：停用抗凝药物，针对患者情况，选择适当的支持措施，包括机械按压、内镜止血（如胃肠道出血）、手术止血、补液、输血、新鲜冰冻血浆和血小板替代等，也可以考虑使用拮抗剂。③致命性出血：立即停药，使用拮抗剂对症处理。

第三十四章　重症医学科肺栓塞和深静脉血栓形成防治方案

VTE 是医院内非预期死亡的重要原因，已经成为医院管理者和临床医务人员面临的严峻问题。国内外研究数据显示，无论是内科手术还是内科住院患者，40% ～ 60% 的患者存在 VTE 风险，而高危人群的预防比例则更低。早期识别高危患者，及时进行预防，可以明显降低医院内 VTE 的发生率。

重症医学科作为高级生命支持单元，主要业务范围为危急重症患者的抢救和延续生命支持、发生多脏器功能障碍患者的治疗和器官功能支持，防治多脏器功能障碍综合征，收治对象包括病情危重随时需要抢救的患者、复杂大手术后的患者、大面积烧伤后的患者、需要持续呼吸支持或 CRRT 的患者等。ICU 患者是 VTE 的高发人群，ICU 患者 VTE 的发生、预防和治疗等方面有明显的特殊性。

因病情、血栓预防方法和检查手段的不同，深静脉血栓在 ICU 中的发生率差异很大，尽管实行抗凝药物等预防措施，ICU 患者的深静脉血栓仍有较高的发生率。ICU 患者的 VTE 大多数是无症状的，故实际发生率可能更高。

一、ICU 患者 VTE 风险评估

1. ICU 患者 VTE 的风险因素　①近期手术；②严重创伤；③脓毒血症；④恶性肿瘤；⑤脑卒中；⑥长期卧床；⑦心肺功能衰竭；⑧高龄；

⑨ APACHE Ⅱ评分＞12分；⑩ VTE 病史或家族史。

2. 在 ICU 获得的风险因素　①制动；②使用肌松药或镇静药；③中心静脉置管；④机械通气；⑤血液净化治疗；⑥外科处置；⑦输注血小板；⑧使用缩血管药物；⑨脓毒血症；⑩心力衰竭；⑪内源性抗凝物质耗竭；⑫血栓预防失败。

3. ICU 患者 VTE 风险评估表　见表 34-1。

表 34-1　ICU 患者 VTE 风险评估

1 分项	2 分项	3 分项	5 分项
1 分项 □年龄 41～60（岁） □肥胖 （体重指数≥ 25 kg/m²） □不明原因反复流产史 □妊娠或产褥期 □服用避孕药或雌激素替代治疗 □因内科疾病卧床（＜3 天） □下肢水肿 □下肢静脉曲张 □炎性肠病史（溃疡性结肠炎、克罗恩病） □严重的肺部疾病（1 个月内） □肺功能异常（FEV1%＜50%） □心力衰竭(1 个月内) □脓毒血症(1 个月内) □小手术（＜45 分钟）	□年龄 61～74（岁） □卧床＞3 天 □恶性肿瘤 □腹腔镜手术（＞45 分钟） □关节镜手术 □其他大手术（＞45 分钟） □中心静脉置管	□年龄≥ 75 岁 □VTE 家族史 □既往 VTE 病史 □肝素诱导的血小板减少症 □已知的血栓形成倾向（包括抗凝血酶缺乏症，蛋白 C 或 S 缺乏，LeidenV 因子、凝血酶原 G20210A 突变，抗磷脂抗体综合征等）	□脑卒中（1 个月内） □急性脊髓损伤（瘫痪）（1 个月内） □择期髋或膝关节置换术 □或髋关节，骨盆或下肢骨折多发性创伤(1 个月内)

评分	风险分级	DVT 发生率
0～1 分	低危	＜10%
2 分	中危	10%～20%
3～4 分	高危	20%～40%
5 分或以上	超高危	40%～80% 死亡率 1%～5%

二、住院患者 VTE 的预防

（一）预防措施

1. 基本预防措施

（1）手术操作轻柔，减少静脉内膜损伤。

（2）术中术后适度补液，避免血液浓缩。

（3）术后抬高下肢，促进深静脉回流。

（4）鼓励患者早期功能锻炼、下床活动。

（5）长期卧床患者准备下床前检查下肢静脉彩超。

（6）改善生活方式，戒烟、戒酒，控制血糖、血脂。

（7）规范止血药物使用。

2. 机械预防措施　应用梯度压力袜、间歇式充气加压装置和足底静脉泵。

3. 药物预防措施　主要药物是普通肝素、低分子量肝素、维生素 K 拮抗剂（华法林）和新型口服抗凝药物。

（二）推荐预防方法

1. 依据风险因素分级推荐预防方法　见表 34-2。

2. 药物及机械预防 DVT 的禁忌证　见表 34-3。

表 34-2　风险因素分级推荐预防方法

低危 1 分	中危 2 分	高危 3 ～ 4 分	超高危 5 分或 5 分以上
无须特别措施尽早活动	梯度压力袜或间歇式充气加压装置或低分子量肝素	梯度压力袜 +间歇式充气加压装置或低剂量肝素（TID）或低分子量肝素	梯度压力袜 + 间歇式充气加压装置 + 低剂量肝素、低分子量肝素、口服抗凝药

表 34-3　药物预防和机械预防 DVT 的禁忌证

	绝对禁忌证	相对禁忌证
药物预防	被证实的活动性大出血或致命性出血	临床可疑，但无法证实的出血引起血红蛋白明显变化或需要输血
机械预防	双下肢创伤，皮肤、肌肉、骨移植或肢体大手术	不能耐受机械预防措施者

（三）出血风险评估

对于需要抗凝的患者，需要综合考虑很多因素，包括出血风险和其他影响抗凝效果的因素。在此分为内科住院患者和外科住院患者两部分。

1. 内科住院患者　评估项包括：

（1）近 3 个月存在活动性出血。

（2）存在活动性的消化道溃疡。

（3）血常规提示：血小板计数 $< 50 \times 10^9/L$。

（4）年龄 ≥ 85 岁且为男性患者。

（5）存在严重的肝肾功能障碍。

（6）在重症监护室住院治疗。

（7）存在深静脉导管。

（8）有恶性肿瘤及风湿免疫类疾病。

2. 外科住院患者　评估项包括：

（1）目前存在活动性出血及活动性消化性溃疡。

（2）3个月内有出血性疾病。

（3）血常规提示：血小板计数 $< 50 \times 10^9/L$。

（4）手术麻醉方式：腰椎穿刺、硬膜外或椎管内麻醉，同时使用抗凝药、抗血小板药物治疗或溶栓药物。

（5）凝血功能障碍。

（6）高血压控制不佳。

（7）其他出血疾病。

（8）术前存在贫血的腹部大手术。

（9）存在感染、出血的胰十二指肠切除术。

（10）术前贫血及血小板减少的肝癌及肝切除术。

（11）需体外循环的心脏手术。

（12）肺切除术。

（13）开颅手术、脊柱手术、脊柱外伤、游离皮瓣重建手术。

三、VTE 的治疗

高度怀疑 DVT 患者，可在确诊检查前开始抗凝治疗。

静脉血栓的诊断可通过临床症状进行评估，先进行 D- 二聚体检查，再行四肢血管 B 超检查，依次递进。如具备活动能力可尽早下床活动。

（一）静脉血栓的药物治疗

对于急性下肢 DVT：

肝素效果：静注＞皮下注射；

低分子量肝素效果：Bid ＞ Qd；

抗凝＞全身、导管溶栓；

切开取栓后的抗凝强度与单纯抗凝治疗一致。

（二）华法林的使用

华法林使用需要与低分子量肝素或普通肝素桥接。

抗凝效果的最佳 INR 为 2 ～ 3。INR 稳定者需要复查凝血功能每 1 ～ 3 个月一次；INR 长期稳定者，单次 INR 低于 2 无须肝素桥接；INR 4.5 ～ 10，不主张使用维生素 K，> 10 时需要使用；停止抗凝直接停用华法林。

（三）普通肝素的使用

静脉使用：80U/kg 或 5000U。

持续泵入：18U/（kg·h）或 1000U/h。

皮下注射：首次 333U/kg，无须监测。

（四）低分子量肝素的使用

需要评估肾功能，肾功能不全需要减量。

低分子量肝素效果：Bid > Qd。

肝素诱导的血小板减少症并发血栓患者，推荐使用阿加曲班、重组水蛭素或达那肝素；肾功能不全者优先使用阿加曲班，血小板计数恢复后开始低剂量华法林治疗。

（五）腔静脉滤器置入

以下患者推荐置入滤器：

1. 存在抗凝禁忌。

2. 已抗凝血栓仍持续加重或出现肺栓塞。

3. 如无出血风险，仍应常规抗凝治疗。

（六）DVT 手术治疗（导管溶栓、手术取栓）

近端 DVT：可以考虑导管溶栓或手术取栓，切开取栓后的抗凝强度与单纯抗凝治疗一致。

溶栓成功后可进一步采用球囊扩张或支架治疗残余静脉疾病。

DVT 患者建议局部静脉溶栓。

（七）PE 的治疗

怀疑 PE，可经验性进行抗凝治疗。

确诊 PE，立即给予低分子量肝素或肝素抗凝。

急性 PE 伴低血压，暂无出血风险，给予全身溶栓治疗。

存在抗凝禁忌、溶栓失败且存在严重休克死亡风险极高的患者推荐导管碎栓取栓，如导管取栓失败建议进一步切开取栓。

四、ICU 患者 VTE 的综合措施

1. ICU 医务人员定期接受 VTE 的知识培训，提高 VTE 防范意识，提高 VTE 评估的准确性。

2. 关注 ICU 患者的主动与被动活动，减少镇静时间。

3. 使用风险评估表进行评估，并根据评估结果采取相应措施。

4. 通过恰当的评估和预防，可以明显减低 ICU 患者 VTE 发生率。

5. 发现血栓，早期干预。

第三十五章

心内科肺栓塞和深静脉血栓形成防治方案

心内科住院患者主要为高血压、冠心病、心律失常、心力衰竭、先天性心脏病、肺动脉高压患者。其中急性心肌梗死、心力衰竭、肺动脉高压和各类心脏介入手术后需要持续卧床休息和手术入路肢体的制动，故这些患者为VTE 的高危人群。而且有严重基础心脏病的患者循环极不稳定，一旦发生VTE 或肺动脉栓塞，患者的病情比其他普通患者更严重，死亡风险更高，抢救治疗更为棘手困难。针对心内科患者的上述特点，VTE 的防治应该更为积极。对所有患者入院时进行 VTE 风险评估。鉴于抗凝预防本身潜在的出血并发症，应对所有需要预防的住院患者进行出血风险和其他可能影响预防的因素评估。同时强调动态评估，在患者入院、转科、病情变化、出院时需要进行动态评估。具体防治措施如下。

一、VTE 风险评估与患者教育

1. 准确而及时的 VTE 风险评估并对中、高风险的患者进行早期干预是VTE 防治的关键步骤。

2. 责任护士对每名高风险的患者进行 VTE 风险评估，评估的结果分为低危、中危、高危、极高危，并对中、高危的患者在床头牌上进行标识，可有效引起医护人员的重视和关注。

3. 向每名患者宣教静脉血栓发生的原理、危害、预防措施与治疗方法，并由患者或家属签字确认。

二、VTE 的预防措施

（一）非药物预防措施

尽早下床活动，积极的活动可以减少 VTE 的发生。对于非严重内科疾病和活动不受限的小手术患者，鼓励及早活动即可，无须应用药物；对于不能下床活动的患者，根据病情指导或协助患者床上进行踝泵运动。

（二）机械预防措施

VTE 的机械预防措施可增加静脉血流和（或）减少下肢静脉淤血，包括应用梯度压力袜（GCS）、间歇式充气加压装置（IPC）和足底静脉泵（VFP）。为防止深静脉近端大块血栓脱落阻塞肺动脉时可考虑放置腔静脉滤器（IVCF），但不建议常规置入腔静脉滤器作为预防措施。是否使用腔静脉滤器及安置何种滤器需要由专科医师决定。

（三）药物预防措施

预防 VTE 的药物主要有：普通肝素；低分子量肝素，如依诺肝素钠、低分子量肝素钙；维生素 K 拮抗剂，主要是华法林；选择性 Xa 因子抑制剂，目前在我国上市的有磺达肝癸钠和利伐沙班。需要注意的是，使用药物预防VTE 时要注意出血的风险及其他药物相关不良反应，所以应该在专科医师的指导下，进行个体化的预防性抗凝治疗。

禁忌使用低分子量肝素预防 VTE 的情况：对肝素及低分子量肝素过敏，严重的凝血障碍，有低分子量肝素或肝素诱导的血小板减少症史（以往有血小板计数明显下降），活动性消化道溃疡或有出血倾向的器官损伤，急性感染性心内膜炎，心脏瓣膜置换术所致的感染除外，肾 / 肝功能损害，难以控制的动脉高压，出血性脑卒中。

三、VTE 发生后的处理措施

1. 对无明显诱因出现的上肢和（或）下肢肿胀，临床怀疑深静脉血栓形成（DVT）的患者行四肢静脉超声检查；如果四肢静脉超声等检查发现DVT，立刻进行抗凝治疗，并请血管外科会诊。

2. 对临床疑诊肺栓塞（PE）的患者应立即请呼吸内科肺栓塞专业组进行会诊；对临床疑诊外周 DVT 的患者应立即请血管外科会诊；对术后急性大面积 PE（呼吸心搏骤停、休克或低血压）的患者应立即请麻醉科、ICU、呼吸内科肺栓塞专业组进行会诊，协助诊断。

3. 抗凝或溶栓导致出血等并发症的处理。

（1）抗凝或溶栓后出现引流量增多，颜色加深；或出现气急，心率增快，血色素下降，需要考虑可能存在抗凝或溶栓导致手术创面出血。

（2）怀疑有出血的患者，需要停用抗凝药，急查血常规、凝血功能、胸部 CT，必要时输血，注射鱼精蛋白拮抗。

（3）如抗凝导致进行性出血，或凝固性出血需要手术清创者应立即上报主治医师 / 住院总，紧急情况下可紧急手术探查止血 / 清创，必要时需要向科室主任汇报备案。

四、VTE 风险的质量管理

1. 各级护理管理人员应定期、不定期对 VTE 风险评估及落实的情况进行监控，对发现的问题及时整改。

2. 护士应切实落实做好机械预防和药物预防中的宣教和告知工作，向患者及家属交代机械预防相关注意事项；同时，在用药过程中，护士需要严密观察药物不良反应，以减少并发症的发生。

3. 各科室可视本科室 VTE 的发生情况进行专项检查，不断改进，也可形成具有科室专科疾病特色的静脉血栓处置流程，以降低科室 PE/DVT 的发生率。

心脏大血管外科肺栓塞和深静脉血栓形成评估和预防方案

心脏大血管外科（心外科）患者由于各种不同疾病因素致使其术前活动少、术中制动及术后可能长期卧床等，使得静脉血血流速度减慢；麻醉过程及手术创伤促进机体释放组织因子，从而激活外源性凝血系统，发生血液高凝状态甚至血栓的形成；其中相关自身因素，如高龄、肥胖、心房颤动、恶性肿瘤等，亦导致住院患者 VTE 发生的概率和风险增加。此外，一部分患者在接受心脏外科再次手术时，会使用抗栓药物，如人工机械瓣膜置换术后、慢性心房颤动、冠心病支架植入术后等心脏疾病及其他周围血管性疾病。外科医师应对所有在心脏大血管外科住院的患者常规进行 VTE 情况及风险的评估，根据评估的结果决定患者围术期的抗栓处理方案。

一、风险评估

1. 原则　医护合作一体化，构建 VTE 防治体系。

2 采用 Caprini 量表进行评估　评估时机包括：患者入院 24 小时、术后 24 小时、转科、病情变化时、出院前。

注：病情变化时随时评估（比如手术、分娩、病情恶化，行化疗、避孕药、糖皮质激素等特殊药物治疗，机械通气、永久起搏器置入、中心静脉导管置入等）。

3. 采取措施　VTE 风险评估为中高危的患者均应考虑采取预防措施。另外，如患者临床情况发生变化，应及时再次进行评估，并调整预防方案。

二、预防措施

心脏大血管外科患者绝大部分需要进行心脏外科手术，术后出血风险高。外科医师应及时选择合适的 VTE 防治措施，并实施 VTE 预防的合理干预（低危、中危、高危均要给予处置措施），同时签署 VTE 机械预防（充气加压治疗，自费项目）、抗凝、溶栓、患者在院预防性抗凝和治疗知情同意书等医疗文书。

临床上 VTE 的预防措施有药物预防和机械预防两类。

机械预防措施包括应用梯度压力袜和间歇式充气加压装置。对于出血风险高，且存在高危出血风险的患者，可以选择机械预防。

如出血风险不属于高风险，可选用药物预防措施，主要包括普通肝素和低分子量肝素、华法林等抗凝药物。

（一）机械预防措施

1. 穿戴梯度压力袜　可用于下肢 DVT 的初级预防。梯度压力袜的压力在足踝水平建议控制在 18 ～ 23mmHg；值得注意的是，临床实践证明过膝的梯度压力袜效果优于膝下梯度压力袜。

2. 使用间歇式充气加压装置（IPC）　临床建议患者穿戴使用时间每天至少 18 小时。

（二）药物性预防措施

1. 普通肝素注射治疗建议　5000U 皮下注射，每天 2 次。建议在术前 2 小时给患者注射药物。

2. 低分子量肝素注射治疗建议　皮下注射，每天 1 次。临床上用于 VTE 预防的低分子量肝素剂量有所不同，建议临床医师参照药品说明书。考虑相关出血风险，《中国普通外科围手术期血栓预防与管理指南》上推荐术前

12 小时可注射一次。以依诺肝素为例，对于中等风险的一般外科患者，可于术前 12 小时开始给予 2000U 或 4000U 皮下注射，每天 1 次（特别是合并恶性肿瘤的高危住院患者 4000U 皮下注射，每天 1 次）。对于患有肥胖症的患者，甚至需要剂量更大的低分子量肝素治疗。

3. 磺达肝癸钠注射治疗建议　推荐 2.5mg 皮下注射，每天 1 次，推荐术后 6 ~ 8 小时给药。与低分子量肝素相比，此药虽可进一步降低 DVT 风险，但会增加患者大出血的风险。因此，目前不建议磺达肝癸钠作为心脏外科手术患者 VTE 预防的一线用药。

三、预防禁忌

（一）机械预防相关禁忌证

1. 梯度压力袜的禁忌证

（1）局部肢体情况异常（如皮炎、坏疽或近期接受皮肤移植手术）。

（2）下肢血管严重的动脉硬化、其他缺血性血管病。

（3）腿部严重畸形。

（4）肢体有开放、引流伤口。

（5）心力衰竭、安装有心脏起搏器、肺水肿等相关全身性疾病。

（6）患者腿部有严重水肿。

2. IPC 的禁忌证　患有血栓性静脉炎、肺栓塞或下肢深静脉血栓症，其他禁忌证同梯度压力袜。

（二）药物预防禁忌及注意事项

1. 肝素类药物相关禁忌　①活动性出血；②凝血功能障碍；③活动性消化道溃疡；④严重肝肾功能损害；⑤细菌性心内膜炎；⑥恶性高血压；⑦既往对肝素过敏者；⑧有肝素诱导的血小板减少症等相关症状者。

2. 磺达肝癸钠禁忌证　有明确过敏史，肾肌酐清除率＜ 20ml/min，余禁忌证与肝素类药物一致。

3.使用肝素类药物时应注意的事项　需要密切观察出血的并发症及风险，根据患者凝血功能指标调整使用剂量。若发生上述情况，除立即停用外，同时应静脉注射硫酸鱼精蛋白纠正患者的凝血功能障碍，处理原则参考如下。

（1）普通肝素皮下注射：①4小时以内，鱼精蛋白1mg/100U；②4～6小时，鱼精蛋白0.5mg/100U；③＞6小时，无须行特殊处理。

（2）低分子量肝素皮下注射：①8小时内，鱼精蛋白1mg/100U；②8～12小时，鱼精蛋白0.5mg/100U；③＞12小时，无须行特殊处理。

注：普通肝素用药，医师应对年龄＞75岁、肾功能不全、进展期的肿瘤等人群定期监测活化部分凝血活酶时间（APTT），从而调整肝素剂量。低分子量肝素的使用：患者出现严重肾功能不全，推荐选择普通肝素预防。患者肾肌酐清除率＜30ml/min，推荐医师减量。同时建议每2～3天监测患者的血小板计数，需要注意肝素诱导的血小板减少症，如果患者的血小板计数下降50%以上，除此之外，若出现其他因素导致的血小板计数下降，管床医师应立即停用肝素类药物。

四、心外科再次手术VTE的防治

若住院患者存在以下情况：患者长期服用抗栓药物，本次住院需要进行心脏外科手术，长期使用抗栓药物会导致凝血功能障碍，从而影响围术期安全，此时，医师应对患者进行全面的评估，决定患者围术期对抗栓药物的使用，以及患者此时是否仍需要进行桥接的抗栓治疗。

五、患者抗凝药物治疗时围术期的药物管理

原则：通过对患者评估将血栓栓塞发生的风险分为低、中、高危（低危：年血栓栓塞风险＜5%；中危：年血栓栓塞风险为5%～10%；高危：年血栓栓塞风险＞10%）。

（一）患者心脏机械瓣瓣膜置换术后、出现心房颤动等桥接抗凝治疗方案

1.高危　二尖瓣机械瓣置换、斜碟形或笼球瓣的主动脉瓣机械瓣置换术；6个月内患者出现短暂性脑缺血发作或卒中时推荐。

2.中危　双叶状主动脉瓣膜置换及满足以下因素（1个或多个）：年龄＞75岁、高血压、糖尿病、充血性心力衰竭、心房颤动、既往有卒中或短暂性脑缺血发作推荐。

3.低危　双叶状主动脉瓣机械瓣置换，患者无心房纤颤，也无其他卒中的危险因素时无须桥接。

（二）心房颤动患者血栓风险分层和桥接的抗凝推荐

使用CHADS2评分时：年龄＞75岁1分，糖尿病1分，高血压病1分，短暂性脑缺血发作或脑卒中2分，充血性心力衰竭1分。

1.高危　CHADS2评分结果为5分或6分；若患者3个月内短暂性脑缺血发作或卒中；诊断为风湿性心脏瓣膜疾病时推荐。

2.中危　CHADS2评分3分或4分时无须桥接。

3.低危　CHADS2评分≤2分时无须桥接。

（三）明确有VTE病史的患者血栓风险分层及桥接抗凝治疗

1.高危　3个月内出现或诊断为VTE、严重的血栓形成倾向（蛋白C、蛋白S、抗磷脂抗体、抗凝血酶缺乏等）推荐。

2.中危　既往3～12个月内出现或诊断为VTE史，满足以下条件时推荐：①不严重的血栓形成倾向（凝血酶原基因突变、凝血因子Leiden杂合子等）；②患者出现VTE的复发；③患者肿瘤治疗6个月以内或行姑息性治疗。

3.低危　既往出现或诊断为VTE病史＞12个月，且没有其他危险因素时无须桥接。

根据手术类型评估患者出血风险从而决定是否需要在手术之前调节抗凝药物：①评估为低出血风险的手术患者，可以继续目前的抗凝治疗。②评估为非低出血风险的手术患者，手术之前推荐暂停使用抗凝药物；若患者目前正在服用华法林，需要根据其发生血栓栓塞的风险及程度，最终决定在停药之后是否需要行桥接抗凝治疗。

（四）桥接时推荐的抗凝剂量

1. 治疗的推荐剂量

（1）依诺肝素：1mg/kg，每天 2 次，皮下注射或每日总用量 1.5mg/kg。

（2）达肝素：100U/kg，每天 2 次，皮下注射或每日总用量 200U/kg。

（3）普通肝素：静脉用量保持 APTT 1.5 ～ 2.0 倍于标准 APTT。

2. 低剂量治疗（预防时的剂量）

（1）依诺肝素：30mg，每天 2 次，皮下注射或每日总用量 40mg。

（2）达肝素：每日用量 5000U，皮下注射。

（3）普通肝素：5000 ～ 7500U，每天 2 次，皮下注射。

3. 中间剂量治疗（药物剂量介于治疗和预防剂量之间）　使用依诺肝素 40mg，每天 2 次，皮下注射。

（五）患者长期口服维生素 K 拮抗剂（VKA）在围术期的具体用药建议

若患者长期服用 VKA，建议心外科手术之前，对患者进行血栓与出血风险评估。评估结果为低出血风险时，手术可不中断 VKA 治疗，但需要保持国际标准化比值（INR）在治疗范围内。高出血风险手术需要在中断 VKA 治疗后，进一步评估患者血栓形成的风险。低危患者一般不需要桥接抗凝治疗，若伴随明显的血栓形成风险增加则应使用桥接抗凝治疗；中危的患者推荐医师给予低剂量或中间剂量的普通肝素或低分子量肝素桥接治疗；高危患者建议采用治疗剂量的普通肝素或低分子量肝素进行桥接抗凝治疗。对于心房颤动患者：评分结果 CHADS2 ≤ 4 分的低危和中危患者，建议在围术期停止使用 VKA 治疗，可不采取桥接抗凝治疗措施；评分结果 CHADS2 为 5 ～ 6 分的高危患者，临床上推荐使用治疗剂量的桥接抗凝治疗。

术前停用抗凝药物方案：术前 5 天停用华法林，术前 1 天监测 INR，若患者 INR 指标结果仍延长（＞ 1.5），而患者需要尽早手术，则推荐口服小剂量维生素 K（1 ～ 2mg）使 INR 尽快恢复为正常范围。

抗凝桥接的治疗时间，建议在停止口服华法林后第 2 天使用低分子量肝素或普通肝素抗凝治疗，术前 4 ～ 6 小时停止使用普通肝素，术前 20 ～ 24 小时停止使用低分子量肝素。术后根据患者出血风险和评分结果选择 24 ～ 72 小时使用低分子量肝素或普通肝素；对于出血风险高的大手术，在术后 48 ～ 72 小时恢复使用低分子量肝素或普通肝素。

患者术后血流动力学稳定，推荐 12 ～ 24 小时恢复华法林的基础治疗（一般在手术当晚或第 2 天服用常用剂量），当 INR ≥ 2 时，应该停用肝素类药物。

（六）患者服用新型口服抗凝药的药物调整

常见的新型口服抗凝药有两类：Xa 因子抑制剂（如利伐沙班、阿哌沙班）和直接凝血酶抑制剂（如达比加群酯）。

患者正在服用新型口服抗凝药接受择期手术时，应根据患者自身出血的风险和后果及手术本身创伤的大小决定停药和恢复服用的时机。

由于新型口服抗凝药半衰期较短，具有明确"开关"效应的生物活性，临床上多不需要肝素桥接治疗。具体的使用推荐：

一般出血风险类的手术推荐在停药 48 小时后进行手术；高出血风险的手术推荐在停药 72 小时后手术；在考虑手术出血风险的基础上，术前患者有肾功能减退的，则需要更长的停药时间。若新型口服抗凝药主要经肾排泄，该患者还需要考虑肾功能情况决定术前停药时间；临床上大多数操作和外科手术，待术后 1 ～ 2 天（有些患者需要延迟到术后 3 ～ 5 天）出血风险下降后，才推荐口服新型抗凝药；临床上大多数的手术类型，如术后48～72小时直接使用利伐沙班（完整剂量）可能会增加出血风险，推荐减量至10～15mg，每天1次（血栓风险高使用15mg），72小时内利伐沙班使用剂量恢复至完整剂量20mg。

六、患者接受抗血小板药物治疗时围术期的药物管理

（一）围术期患者的心血管事件风险评估

即将手术的患者建议进行心血管风险评估。建议由多学科专家团队对具有或已知高风险心脏疾病即将接受高风险手术的患者进行术前评估。

（二）患者服用抗血小板单药的管理策略

一些小手术，出血风险低可不停用抗血小板药物。

一些患者仅服用阿司匹林：①评估心血管事件为低危者，推荐术前7～10天停用，恢复用药在术后24小时后；②评估心血管事件为中至高危者，治疗过程中可不停药，要求密切注意出血风险；③评估或预测患者术中血流动力学很难控制，则可考虑手术前暂停服用阿司匹林治疗。

一些患者服用P2Y12阻滞剂单药，评估后若无严重的心血管缺血风险，可考虑停用氯吡格雷或替格瑞洛5天后再行手术治疗，也可以停用普拉格雷7天后再考虑手术治疗。

（三）冠状动脉支架植入的患者服用双联抗血小板药物的药物管理策略

药物洗脱支架植入或金属裸支架植入至少6个月后才能行外科手术，在此期间患者可继续服用阿司匹林；并在术前7天停用普拉格雷或术前5天停用氯吡格雷或替格瑞洛，术后24小时后恢复使用。

药物洗脱支架植入术后6个月内或裸支架植入术后6周内，若需要外科

手术治疗，在手术之前推荐双联抗血小板药物治疗。在围术期时患者发生严重出血，临床上可立即输注单采血小板，也可以输注其他止血药物。患者若长期服用抗血小板药物，目前尚无证据表明手术期需要用肝素进行桥接治疗。有研究提出可使用短效 GPⅡb/Ⅱa 抑制剂进行手术期的桥接治疗，但证据尚不充分。

七、患者长期服用抗血小板药物或抗凝药物时行急诊手术的建议

1. 术前外科医师应仔细询问病史（如刷牙是否出血、术前抽血后压迫是否较易止血等）和进行体检（皮下有无淤斑）评估患者血小板和凝血功能。

2. 常规检查凝血功能应在术前完成，一般 INR < 1.5 时，大部分手术均无须特殊处理，可安全进行。

3. 若术前口服华法林等药物的患者需要急诊手术，患者凝血功能示 INR 明显延长，可以静脉滴注凝血酶原复合物或新鲜冰冻血浆（5 ～ 8ml/kg）。

4. 若术前口服氯吡格雷等药物的患者发生大量出血或需要急诊手术，可以静脉滴注其他止血药物（如抗纤溶药物、重组凝血因子）或单采血小板。

5. 患者联合服用氯吡格雷和阿司匹林等抗血小板药物，医师可测定静态功能（血小板聚集）和血小板动态功能（血栓弹力图）。但检测结果不作为手术依据，仅供临床参考。对于不可长期停止抗血小板药物治疗的特殊患者，在围术期，建议短暂逆转阿司匹林和氯吡格雷的作用，可以特定时间点静脉滴注血小板或使用 GPⅡb/Ⅰa 抑制剂（如替罗非班）桥接治疗。

八、桥接治疗中特殊人群的策略

（一）患者肾功能不全

患者进行桥接抗凝时使用治疗剂量的低分子量肝素，若出现严重肾功能不全（肌酐清除率 < 30ml/min），低分子量肝素使用时要比标准剂量低。如

考虑检测抗 Xa 活性的同时，依诺肝素应减量至 1mg/kg，每天 1 次。

（二）患者低体重

建议调整用药剂量的同时，评估其肌酐清除率。

（三）患者年龄≥ 75 岁

桥接治疗采取治疗剂量时，依诺肝素可减量至 0.75mg/kg，每 12 小时 1 次。

（四）其他

根据心脏外科专科手术不同，瓣膜置换（包括机械瓣置换之后终生服药，生物瓣置换早中期），巨大人造移植物植入术后，冠脉搭桥术后，伴有心房颤动的患者，评估无出血风险的情况下，按照专科要求，严格抗凝。

第三十七章 胸外科肺栓塞和深静脉血栓形成评估和预防方案

一、概述

VTE 是外科术后常见并发症，也是医院内非预期死亡的重要危险因素，同时 VTE 是恶性肿瘤患者的第二大死亡原因。在胸外科疾病中肺癌发病率和死亡率为我国恶性肿瘤中的第 1 位，食管癌分别居第 6 位和第 4 位；且围术期患者 VTE 发生率较高。因此，在胸外科围术期降低 VTE 的发生率方面，胸外科医师面临着严峻挑战。

二、风险评估

（一）VTE 风险评估

胸外科不同疾病其 VTE 风险有较大的差异，充分评估风险，区分患者是低危还是高危对优化血栓预防起到至关重要的作用。近年来，绝大多数国外的胸外科医师使用改良 Caprini 量表，是因为改良 Caprini 量表更适用于胸外科患者，其将风险分级划为低危（0～4 分）、中危（5～8 分）和高危（≥9 分）（表 37-1）。

表 37-1　静脉血栓栓塞症（VTE）风险评估的改良 Caprini 量表

分类	因素	评分
一般资料	年龄 40 ～＜ 60 岁	1
	年龄 60 ～＜ 75 岁	2
	年龄 75 ≥岁	3
	体重指数≥ 30kg/m^2	1
	肺功能异常	1
	下肢肿胀	1
	卧床＞ 72 小时	2
既往史	炎症性肠病史	1
	既往大手术史 [a]	1
	VTE 病史	3
	VTE 家族史	3
合并症	急性心肌梗死 [a]	1
	充血性心力衰竭 [a]	1
	妊娠并发症	1
	脓毒症 [a]	1
	严重急性肺部疾病 [a]	1
	静脉曲张	1
	癌症	2
	既往癌症 [b]	2
	急性脊髓损伤 [a]	5
现行治疗	口服避孕药或激素替代疗法	1
	中心静脉通路	2
	开放手术≥ 45 分钟	2
	化疗	3
	手术≥ 6 小时	5
免疫指标	抗心磷脂抗体阳性	3
	狼疮抗凝物阳性	3

注：a 示 1 个月内发生，b 示不包括皮肤癌，但包括黑色素瘤；0 ～ 4 分为低危，5 ～ 8 分为中危，≥ 9 分为高危

（二）出血风险评估

目前暂无针对胸外科患者的出血风险评估模型。在临床上内科常用 IMPROVE 出血评分评估住院患者出血风险，总分 ≥ 7 分为高危（表 37-2）。临床进行出血风险评估时应谨慎考虑围术期大出血的危险因素（表 37-3）。

表 37-2　住院患者出血风险评估 IMPROVE 出血评分表

因素	评分	因素	评分
男性	1.0	治疗方式	
年龄		中心静脉导管	2.0
40 ～ < 85 岁	1.5	ICU	2.5
≥ 85 岁	3.5	实验室检查	
疾病状态		肾小球滤过率 $[ml/(min \cdot m^2)]$	
肿瘤	2.0	30 ～ < 69	1.0
风湿性疾病	2.0	0 ～ < 30	2.5
入院前 3 个月内有出血事件	4.0	肝衰竭（INR > 1.5）	2.5
活动性胃十二指肠溃疡	4.5	血小板计数 < 50×10^9/L	4.0

注：INR，国际标准化比值；总分 ≥ 7 分为高危

表 37-3　围术期大出血高危因素

一般危险因素	特定风险因素
活动性出血 既往大出血 已知的未经治疗的出血性疾病 严重肾或肝功能不全 血小板计数减少 急性卒中 未控制的全身性高血压 过去的 4 小时或未来的 12 小时内腰椎穿刺、硬膜外麻醉或蛛网膜下腔麻醉 同时使用抗凝溶栓药物、抗血小板药物	腹部手术（男性，术前血红蛋白 < 130g/L，恶性肿瘤，≥ 2 个的联合手术，解剖复杂或不止一处消化道吻合） 应用阿司匹林 术前 3 天内使用氯吡格雷 胸部手术（全肺切除术或扩大切除术）

三、围术期 VTE 预防

胸外科患者围术期需要根据VTE风险和出血风险采用适宜的预防措施。预防措施包括基本预防、机械预防（间歇式充气加压装置等）和药物预防。积极恰当的预防对 VTE 高风险者可改善手术预后、降低病死率。根据不同 VTE 风险和出血风险推荐预防措施见表 37-4。

表 37-4　VTE 风险和出血风险推荐预防措施

VTE 风险	出血风险	预防措施
低危	不限	机械预防（2B）
中危	低危	低分子量肝素 7 ～ 10 天联合机械预防（1A）
高危	低危	低分子量肝素 30 天联合机械预防（2C）
中、高危	高危	先采用机械预防，待大出血风险降低或消失后，加用药物预防（2B）
中、高危	无法使用低分子量肝素[a]	磺达肝癸钠联合机械预防（2C）

注：a 示包括低分子量肝素过敏、患肝素诱导的血小板减少症或低分子量肝素无法获取

（一）基础预防

1.患者宣教　胸外科住院患者均应接受 VTE 风险的宣教，尤其是胸部恶性肿瘤患者。建议患者戒烟至少 2 周，戒酒，控制血压、血糖，改善生活习惯等。术后鼓励尽早下床活动降低 VTE 风险。

2.踝关节运动及小腿屈伸运动　主动做踝关节运动及小腿屈伸运动能促使静脉血回流，该方法简单、安全，可有效预防下肢深静脉血栓形成。针对偏瘫、长期卧床、活动困难的患者建议使用间歇式充气加压装置、足底静脉泵等机械辅助装置进行下肢被动运动。

3.避免过度限制液体　围术期 VTE 与水平衡状态密切相关，除非治疗需要，否则应避免围术期脱水、过度限制液体入量。对于当天手术患者，若等待时间较长，术前应适当行补液治疗。

（二）机械预防

机械预防能促进静脉血回流，减少下肢静脉淤血，有效预防下肢深静脉血栓形成，如应用梯度压力袜、间歇式充气加压装置和足底静脉泵等机械装置。梯度压力袜 I 级压力（15～21mmHg）用于 VTE 预防。间歇式充气加压装置建议每天使用时间不低于 18 小时，对于完全不能活动的患者应尽量延长使用时间，长时间使用时需要关注患者能否耐受。足底静脉泵可以提高血流速度，改善肢体末端的供血，加快肢体水肿的消除。由于缺乏单独使用机械预防措施能降低 VTE 发生率和肺栓塞病死率的证据，因此不建议单独使用机械预防。

以下患者不推荐进行机械预防措施：

（1）患有充血性心力衰竭、肺水肿。

（2）患有下肢局部皮炎、感染、坏死或近期接受皮瓣移植手术，不宜使用间歇式充气加压装置和梯度压力袜。

（3）新发的深静脉血栓、血栓性静脉炎的患者。

（4）有下肢严重畸形、严重下肢动脉粥样硬化、缺血性血管病的患者。

（5）有严重下肢水肿的患者查明病因后权衡利弊后应用。

推荐针对出血风险和 VTE 风险高危的患者，使用间歇式充气加压装置进行机械预防。对于 VTE 高危、出血低中危的患者建议药物预防联合机械预防，机械预防不作为单一预防措施使用。

（三）药物预防

1. 基本原则　药物预防是静脉血栓高危患者的重要干预措施。因为药物预防存在出血风险，所以应充分评估胸外科手术患者的血栓 VTE 风险和出血风险，权衡利弊后选择具体方式。

（1）VTE 风险中危、出血风险低中危者，建议应用小剂量肝素、低分子量肝素及恰当的机械预防。

（2）VTE 高危、出血低中危者，建议使用小剂量肝素或低分子量肝素，并联合机械预防。

（3）VTE 中高危合并出血风险高危者，建议先应用机械预防，待再次评估出血风险降低，可适当应用药物预防同时监测凝血功能、动态评估出血风险。

所有接受肺、食管或胸部其他手术的患者都是 VTE 高危患者，都要接受围术期 VTE 风险评估及预防，主要方法是采用小剂量肝素或低分子量肝素。

2. 时机和持续时间　静脉血栓高危患者药物预防应于术前开始，术前12 小时停药，术后再次评估后尽早给予药物预防。静脉血栓中危患者术后药物预防应维持 7～10 天；静脉血栓高危患者、术后肿瘤残留、肥胖或有静脉血栓病史的患者，药物预防应延长至术后 28～35 天。拟行肺段切除术、肺叶切除术的静脉血栓低危患者，不需要院内药物预防。

3. 药物的选择　肺部手术、食管手术的患者建议使用低分子量肝素。对于不能使用低分子量肝素或普通肝素的手术患者，可考虑使用磺达肝癸钠（表37-5）。

表 37-5　胸外科患者 VTE 预防及治疗用药方案

药物	VTE 预防	VTE 治疗	逆转药物
普通肝素	5000U 皮下注射，每 8 小时 1 次	静脉滴注，负荷剂量 80 U/kg，维持剂量 18U/（kg·h）。维持活化部分凝血活酶时间为正常值 2.0～2.5 倍	每 100U 肝素使用 1mg 鱼精蛋白中和，最大剂量 50mg；缓慢静脉滴注（滴注速度＜5mg/min），密切监测 APTT。如患者以 1250U/h 的速度滴注肝素时发生出血，则予 24mg 鱼精蛋白，以逆转最后 4 小时滴注的肝素

续表

药物	VTE 预防	VTE 治疗	逆转药物
低分子量肝素	皮下注射，2000～5000U，每日1次，或2000～2500U，每日2次	80～100U/kg，皮下注射，每12小时/次	给药后8小时内，每100U（那曲肝素/达肝素）或每1mg（依诺肝素）使用1mg鱼精蛋白中和。给药后＞8小时，每100U（那曲肝素/达肝素）或每1mg（依诺肝素）使用0.5mg鱼精蛋白中和。给药后＞12小时，根据低分子量肝素剂量、肾功能、出血严重程度决定是否予鱼精蛋白，鱼精蛋白需缓慢静脉滴注（滴注速度≤5mg/min），最大剂量50mg
磺达肝癸钠	2.5mg，皮下注射，每日1次	体重50～100kg，7.5mg，每日1次；＜50kg，5.0mg，每日1次；＞100kg，10.0mg，每日1次	重组人Ⅶa因子90μg/kg静脉滴注
华法林		5～10mg，口服，每日1次；维持INR为2～3，用于长期治疗，预防复发	INR≤9，无出血：停药，出血高危者可口服1.0～2.5mg维生素K_1，密切监测INR。INR＞9，无出血：停药，口服2.5 mg维生素K_1，特别是出血高危者，密切监测INR。严重出血（不论INR数值）或威胁生命的出血：停药，给予10mg维生素K_1，60分钟内静脉滴注，浓缩凝血酶原复合物25～50U/kg和新鲜冷冻血浆2～3U，无条件时可单用新鲜冷冻血浆15ml/kg，重组人Ⅶa因子。因子20μg/kg静脉滴注；密切监测INR，必要时重复给予凝血酶原复合物或新鲜冷冻血浆

因低分子量肝素具有采用皮下注射，使用方便，便于调整剂量，严重出血性并发症发生率相对较低等优点，通常不需要常规行凝血功能等血液学监测，因此建议首先低分子量肝素预防 VTE，使用频次为每天 1 次；不同种类低分子量肝素使用的预防剂量不同，如依诺肝素，VTE 风险中危患者，选择 2000U 或 4000U，皮下注射，每天 1 次；VTE 风险高危患者，术前 12 小时开始给药，剂量为 4000U，皮下注射。

磺达肝癸钠是一种治疗量相对安全，剂量固定的间接 Xa 因子抑制剂，用药期间不需要进行凝血功能等血液学的常规监测。目前在预防癌症患者术后 VTE 的药物预防中，暂无磺达肝癸钠作为首选药物的循证医学证据，通常临床上主要用于无法使用普通肝素或低分子量肝素患者（如肝素过敏、肝素诱导的血小板减少症等）。

华法林虽然可用于患者 VTE 的长期治疗，但因其治疗量窗口窄，个体变异大，通常需要动态监测 INR 并将其维持于 2 ~ 3；并且华法林会与多种食物、药物相互作用，影响其抗凝效果等，因此不建议用于 VTE 的药物预防。有长期口服华法林、氯吡格雷药物史的术前患者，围术期出血风险大，须术前 1 周停药，并使用替代药物进行抗凝如使用低分子量肝素。口服抗凝药物用于 VTE 预防缺乏安全性和有效性的数据，因此不建议使用口服抗凝药物进行围术期胸部手术患者的 VTE 预防。

4. 药物预防的禁忌与注意事项

（1）绝对禁忌证：①近 1 个月内有活动性出血、大出血风险和（或）凝血机制障碍；②患有骨筋膜室综合征；③重症颅脑创伤、脊柱骨折导致急性脊髓损伤；④血小板计数 < 20×10^9/L；⑤肝素诱导的血小板减少症禁用肝素和低分子量肝素；⑥孕妇禁用华法林。

（2）相对禁忌证：①既往有血小板减少性紫癜、颅内出血；②近期有消化道出血史；③急性颅内损害或肿物；④急性出血史；⑤血小板计数（20 ~ 100）$\times 10^9$/L；⑥类风湿或视网膜病变。

（3）注意事项：由于不同种类的肝素药物分子量、剂量及活性不相同，只能应用一种药物进行预防，禁忌多种药物交替使用；肝、肾功能不全者，应慎用，严重肝、肾功能不全者禁用低分子量肝素和磺达肝癸钠。

（4）对出血的处理：出血是抗凝药物最严重的并发症，围术期应充分评估出血风险并密切观察，若发生出血，应根据出血程度进行相应处理。

①轻度出血：延迟或停止给药，对症治疗，动态监测凝血功能，结合患者药物使用情况及时调整抗凝药物。

②非致命性大出血：停药，机械压迫止血，输注全血、新鲜冰冻血浆、血小板等并考虑给予拮抗剂。

③致命性大出血：停药并立即给予拮抗剂，全面的生命支持。

（四）下腔静脉滤器

下腔静脉滤器通常不建议作为预防措施常规置入。在治疗阶段有抗凝禁忌的近端 DVT 患者，建议置入可回收下腔静脉滤器。对于高龄、恶性肿瘤患者，可选择永久性滤器。

胸外科围术期患者的 VTE 发生率很高，但因为 VTE 发病隐匿，常无症状或症状不典型，容易被忽视，临床上应给予高度重视。早识别、早诊断、规范性治疗能有效降低 VTE 风险，胸外科所有住院患者都应进行 VTE 风险评估，根据 VTE 风险层次，进行合理有效的预防。

参考文献

1. 急性肺栓塞诊断与治疗中国专家共识 (2015)[J]. 中华心血管病杂志 ,2016,44(03):197–211.

2. 中华医学会呼吸病学分会肺栓塞与肺血管病学组 , 中国医师协会呼吸医师分会肺栓塞与肺血管病工作委员会 , 全国肺栓塞与肺血管病防治协作组 . 肺血栓栓塞症诊治与预防指南 [J]. 中华医学杂志 ,2018,98(14):1060–1087.

3. 中国健康促进基金会血栓与血管专项基金专家委员会 , 中华医学会呼吸病学分会肺栓塞与肺血管病学组 , 中国医师协会呼吸医师分会肺栓塞与肺血管病工作委员会 . 医院内静脉血栓栓塞症防治与管理建议 [J]. 中华医学杂志 ,2018,98(18):1383–1388.

4. 李晓强 , 张福先 , 王深明 . 深静脉血栓形成的诊断和治疗指南 (第三版)[J]. 中国血管外科杂志 (电子版),2017,9(04):250–257.

5. 全国肺栓塞和深静脉血栓形成防治能力建设项目网站：https://www.thrombosischina.cn/hz/《全国肺栓塞和深静脉血栓形成防治能力建设项目三级医院中心建设标准及评分细则（2021 版）》、《全国肺栓塞和深静脉血栓形成防治能力建设项目工作手册》

6. 陈跃鑫 , 都丽萍 , 张丽新 , 等 . 静脉血栓栓塞症合并慢性肾脏疾病的抗凝治疗微循环专家共识 [J]. 血管与腔内血管外科杂志 ,2021,7(1):1–13.

7. 植艳茹 , 李海燕 , 陆清声 . 住院患者静脉血栓栓塞症预防护理与管理专家共识 [J]. 解放军护理杂志 ,2021,38(06):17–21.

8. 张福先 , 李晓强 , 刘建龙 , 等 . 腔静脉滤器临床应用指南 [J]. 中国实用外科杂志 ,2019,39(7):651–654.

9. Moores L K, Tritschler T, Brosnahan S, et al. Prevention, diagnosis, and treatment of VTE in patients with coronavirus disease 2019: CHEST guideline and expert panel report[J]. Chest, 2020, 158(3): 1143–1163.

10. 静脉血栓栓塞症机械预防中国专家共识 [J]. 中华医学杂志 ,2020(7):484–492.

11. 中华医学会呼吸病学分会肺栓塞与肺血管病学组 , 中国医师协会呼吸医师分会肺栓塞与肺血管病工作委员会 , 全国肺栓塞与肺血管病防治协作组 . 肺血栓栓塞症诊治与预

防指南 [J]. 中华医学杂志 ,2018,98(14):1060–1087.

12. 张云霞 , 谢万木 , 翟振国 .2018 版中国《肺血栓栓塞症诊治与预防指南》解读之一 : 指南概述 [J]. 中国实用内科杂志 ,2018,38(10):923–925.

13. 韩婧 , 张帅 , 万钧 .2018 版中国《肺血栓栓塞症诊治与预防指南》解读之二 : 诊断策略 [J]. 中国实用内科杂志 ,2018,38(10):926–930.

14. 张萌 , 王丁一 , 孙艺红 .2018 版中国《肺血栓栓塞症诊治与预防指南》解读之三 : 治疗策略 [J]. 中国实用内科杂志 ,2018,38(10):931–935.

15. 张竹 , 王增慧 , 高倩 .2018 版中国《肺血栓栓塞症诊治与预防指南》解读之四 : 特殊情况下肺血栓栓塞症的处理 [J]. 中国实用内科杂志 ,2018,38(11):1019–1023+1080.

16. 王静 , 张宇 , 陶新曹 .2018 版中国《肺血栓栓塞症诊治与预防指南》解读之五 : 慢性血栓栓塞性肺动脉高压的诊治 [J]. 中国实用内科杂志 ,2018,38(11):1024–1026.

17. 邵翔 , 甄凯元 , 雷洁萍 .2018 版中国《肺血栓栓塞症诊治与预防指南》解读之六 : 静脉血栓栓塞症预防策略 [J]. 中国实用内科杂志 ,2018,38(11):1027–1029.

18. 李笑天 , 狄文 , 陶敏芳 , 等 . 上海市产科静脉血栓栓塞症的综合管理共识 [J]. 上海医学 ,2020,43(12):709–714.

19. 沈丽霞 , 王子莲 . 妊娠期和产褥期静脉血栓栓塞的预防 : 2020 年昆士兰临床指南解读 [J]. 中国实用妇科与产科杂志 ,2021,37(02):208–210.

20. 赵鹏 , 蔺莉 , 栾景源 , 等 . 妊娠及产褥期静脉血栓栓塞的危险因素评估及处理策略 [J]. 中华围产医学杂志 ,2019(06):429–431.

21. 刘凤林 , 张太平 . 中国普通外科围手术期血栓预防与管理指南 [J]. 消化肿瘤杂志 (电子版),2016,8(02):57–62.

22. 郎景和 , 王辰 , 瞿红 , 等 . 妇科手术后深静脉血栓形成及肺栓塞预防专家共识 [J]. 中华妇产科杂志 ,2017,52(10):649–653.

23. Forrest J B, Clemens J Q, Finamore P, et al. AUA Best Practice Statement for the prevention of deep vein thrombosis in patients undergoing urologic surgery[J]. The Journal of urology, 2009, 181(3): 1170–1177.

24. Culkin D J, Exaire E J, Green D, et al. Anticoagulation and antiplatelet therapy in urological practice: ICUD/AUA review paper[J]. The Journal of urology, 2014, 192(4): 1026–1034.

25. Tikkinen K, Cartwright R, Guyatt G, et al. EAU Guidelines on Thromboprophylaxis in Urological Surgery [EB/OL] [2017–07–20].http://uroweb.org/guideline/thromboprophylaxis.

26. 林庆荣 , 杨明辉 , 侯志勇 . 中国创伤骨科患者围手术期静脉血栓栓塞症预防指南 (2021)[J]. 中华创伤骨科杂志 ,2021,23(03):185–192.

27. 陈慧娟 , 孔祥燕 , 王泠 , 等 . 骨科患者静脉血栓栓塞症分级预防方案的构建 [J]. 中华护理杂志 ,2020,55(07):994–1001.

28. 吴国正 . 骨科手术并发静脉血栓栓塞的防治进展 [J]. 浙江中西医结合杂志 ,2011,21(10):751–753.

29. 周武 , 曹发奇 , 曾睿寅 , 等 . 创伤骨科患者围术期下肢静脉血栓形成诊断及防治专家共

识 (2022 年)[J]. 中华创伤杂志 ,2022,38(01):23-31.

30. 荆志成 , 胡大一 . 急性肺血栓栓塞症诊断治疗中国专家共识 [J]. 中华内科杂志 ,2010(1):74-81.

31. 中华医学会呼吸病学分会 . 肺血栓栓塞症的诊断与治疗指南（草案）[J] . 中华结核和呼吸杂志 ,2001,24(5): 259-264.

32. 《内科住院患者静脉血栓栓塞症预防的中国专家建议》写作组 , 中华医学会老年医学分会 , 中华医学会呼吸病学分会 , 等 . 内科住院患者静脉血栓栓塞症预防中国专家建议 (2015)[J]. 中华老年医学杂志 ,2015,34(4):345-352.

33. 徐晓峰 , 杨媛华 , 翟振国 , 等 . 内科重症监护病房中深静脉血栓的发病情况及危险因素分析 [J]. 中华流行病学杂志 ,2008(10):1034-1037.

34. 中华医学会重症医学分会 . 重症监护病房患者深静脉血栓形成预防指南 [J]. 中国危重病急救医学 ,2009,21(9):514-517.

35. 国家"十五"攻关"肺栓塞规范化诊治方法的研究"课题组 , 杨媛华 , 翟振国 , 武燕兵 , 等 . 急性肺血栓栓塞症患者 516 例临床表现分析 [J]. 中华医学杂志 ,2006(31):2161-2165.

36. Heit J A. The epidemiology of venous thromboembolism in the community[J]. Arteriosclerosis, thrombosis, and vascular biology, 2008, 28(3): 370-372.

37. Cohen A T, Agnelli G, Anderson F A, et al. Venous thromboembolism (VTE) in Europe.The number of VTE events and associated morbidity and mortality[J]. Thromb Haemost, 2007, 98(4): 756-764.

38. 《中国血栓性疾病防治指南》专家委员会 . 中国血栓性疾病防治指南 [J]. 中华医学杂志 ,2018,98(36):2861-2888.

39. Sung J J Y, Chiu P W Y, Chan F K L, et al. Asia-Pacific working group consensus on non-variceal upper gastrointestinal bleeding: an update 2018[J]. Gut, 2018, 67(10): 1757-1768.

40. Van Der Merwe S W, Van Wanrooij R L J, Bronswijk M, et al. Therapeutic endoscopic ultrasound: European society of gastrointestinal endoscopy (ESGE) guideline[J]. Endoscopy, 2022, 54(02): 185-205.

41. 中国临床肿瘤学会指南工作委员会 . 肿瘤患者静脉血栓防治指南 2020[M]. 北京 : 人民卫生出版社 , 2020.

42. Farge D, Frere C, Connors J M, et al. 2019 international clinical practice guidelines for the treatment and prophylaxis of venous thromboembolism in patients with cancer[J]. The Lancet Oncology, 2019, 20(10): e566-e581.

43. Kuderer N M, Ortel T L, Francis C W. Impact of venous thromboembolism and anticoagulation on cancer and cancer survival[J]. Journal of Clinical Oncology, 2009, 27(29): 4902-4911.

44. Epstein A S, O'Reilly E M. Exocrine pancreas cancer and thromboembolic events: a systematic literature review[J]. Journal of the National Comprehensive Cancer Network, 2012, 10(7): 835-846.

45. 马军 , 秦叔逵 , 吴一龙 , 等 . 肿瘤相关静脉血栓栓塞症预防与治疗指南（2019 版）[J].

中国肿瘤临床 ,2019,46(13):653-660.

46. Timp J F, Braekkan S K, Versteeg H H, et al. Epidemiology of cancer-associated venous thrombosis[J]. Blood, The Journal of the American Society of Hematology, 2013, 122(10): 1712-1723.

47. CLOTS Trials Collaboration. Effectiveness of thigh-length graduated compression stockings to reduce the risk of deep vein thrombosis after stroke (CLOTS trial 1): a multicentre, randomised controlled trial[J]. The Lancet, 2009, 373(9679): 1958-1965.

48. Jung Y J, Seo H S, Park C H, et al. Venous thromboembolism incidence and prophylaxis use after gastrectomy among Korean patients with gastric adenocarcinoma: the PROTECTOR randomized clinical trial[J]. JAMA surgery, 2018, 153(10): 939-946.

49. Connolly G C, Khorana A A. Emerging risk stratification approaches to cancer-associated thrombosis: risk factors, biomarkers and a risk score[J]. Thrombosis research, 2010, 125: S1-S7.

50. Verso M, Agnelli G. Venous thromboembolism associated with long-term use of central venous catheters in cancer patients[J]. Journal of Clinical Oncology, 2003, 21(19): 3665-3675.

51. Carrier M, Cameron C, Delluc A, et al. Efficacy and safety of anticoagulant therapy for the treatment of acute cancer-associated thrombosis: a systematic review and meta-analysis[J]. Thrombosis research, 2014, 134(6): 1214-1219.

52. Khorana A A, Kuderer N M, Culakova E, et al. Development and validation of a predictive model for chemotherapy-associated thrombosis[J]. Blood, The Journal of the American Society of Hematology, 2008, 111(10): 4902-4907.

53. CLOTS (Clots in Legs Or sTockings after Stroke) Trials Collaboration. Effectiveness of intermittent pneumatic compression in reduction of risk of deep vein thrombosis in patients who have had a stroke (CLOTS 3): a multicentre randomised controlled trial[J]. The Lancet, 2013, 382(9891): 516-524.

54. Key N S, Khorana A A, Kuderer N M, et al. Venous thromboembolism prophylaxis and treatment in patients with cancer: ASCO clinical practice guideline update[J]. Journal of Clinical Oncology, 2020, 38(5): 496-520.

55. Bahl V, Hu H M, Henke P K, et al. A validation study of a retrospective venous thromboembolism risk scoring method[J]. Annals of surgery, 2010, 251(2): 344-350.

56. Hakoum M B, Kahale L A, Tsolakian I G, et al. Anticoagulation for the initial treatment of venous thromboembolism in people with cancer[J]. Cochrane Database of Systematic Reviews, 2018 (1).

57. 马晓春 .ICU 病人深静脉血栓形成预防指南 [J]. 中国实用外科杂志 ,2009,29(10):793-797.

58. Geerts W H , Bergqvist D , Pineo G F , et al. Prevention of Venous Thromboembolism* American College of Chest Physicians Evidence- Based Clinical Practice Guidelines (8th

Edition)[J]. American College of Chest Physicians, 2008(6).

59. 李晓强 , 张福先 , 王深明 . 深静脉血栓形成的诊断和治疗指南 (第三版)[J]. 中华普通外科杂志 ,2017,32(9):807-812.

60. 吴洲鹏 , 赵纪春 , 马玉奎 .《欧洲血管外科学会 (ESVS)2021 年静脉血栓管理临床实践指南》解读 [J]. 中国普外基础与临床杂志 ,2021,28(02):165-170.

61. 刘凤林 , 秦净 . 从指南到实践 : 解析《中国普通外科围手术期血栓预防与管理指南》[J]. 协和医学杂志 ,2018,9(2):144-149.

62. 刘凤林 , 张太平 . 中国普通外科围手术期血栓预防与管理指南 [J]. 中国实用外科杂志 ,2016,36(5):469-474.

63. 上海市普通外科病人静脉血栓栓塞症防治管理规范（2020 版）[J]. 中国实用外科杂志 ,2020,40(5):481-487.

64. 符伟国 , 史振宇 . 重视普通外科围手术期静脉血栓栓塞症规范化防治 [J]. 中国实用外科杂志 ,2020,40(5):503-507.

服用抗栓药物患者接受急诊和择期内镜操作的管理

（2018年亚太地区指南；欧洲消化内镜协会指南）

一、非静脉曲张上消化道出血患者接受急诊内镜操作

（一）单联抗血小板药物

1. 服用阿司匹林患者出现严重的或危及生命的消化道出血时，如果当时不具备急诊内镜的条件，推荐在内镜操作前停服阿司匹林。

2. 不推荐输注血小板，因为这并不能改善抗血小板药物应用者的临床转归。

3. 推荐内镜止血治疗后早期恢复阿司匹林，最好在3～5天内恢复。

（二）双联抗血小板药物

1. 对于冠脉支架植入术后服用双联抗血小板药物患者，专家组不推荐将两种抗血小板药物均停用，因为支架血栓形成的风险高。

2. 对于输注质子泵抑制剂同时口服阿司匹林、氯吡格雷双联抗血小板药物患者，专家组推荐继续服用阿司匹林，停服氯吡格雷。

3. 对于植入药物洗脱冠脉支架患者，推荐内镜止血治疗后早期恢复P2Y12受体拮抗剂，最好在5天内恢复。

（三）华法林

1. 推荐停用华法林以促进止血。

2. 对于 INR 大于 2.5 的危及生命的出血，推荐四因子凝血酶原复合物（PCC）加低剂量维生素 K。

3. 对于危及生命的出血患者，不推荐延迟内镜操作到 INR 恢复正常。

4. 逆转治疗后内镜操作前不用必须复查 INR。

5. 不推荐对血栓形成高危患者应用高剂量维生素 K（＞5mg）。

6. 对于血栓形成高危患者，一旦达到有效止血，应立即恢复华法林。

7. 对于血栓形成低危患者，不推荐桥接抗凝治疗。

8. 对于血栓形成高危患者，推荐普通肝素桥接治疗。

（四）直接口服抗凝药（DOAC）

1. 推荐停 DOAC 以促进止血。

2. 对于危及生命的出血患者，如果 3 小时内口服了最后一次 DOAC，推荐应用活性炭。

3. 口服达比加群酯的患者出现危及生命的出血时，推荐应用艾达司珠单抗（idarucizumab）。

4. 不推荐维生素 K 用于 DOAC 引起的出血。

5. 推荐有效止血后恢复 DOAC。

6. 不推荐服用 DOAC 的患者桥接治疗。

二、低出血风险择期内镜操作

低出血风险择期内镜操作：内镜下活检，超声内镜（未行细针穿刺抽吸），ERCP 放置胆管或胰管支架，推进式或装置辅助小肠镜，胶囊内镜，放置食管、小肠或结肠支架，氩离子凝固术。

（一）单联抗血小板药物

不推荐停用抗血小板药物。

（二）双联抗血小板药物

不推荐将两种抗血小板药物均停用。

（三）华法林

不推荐停用华法林。

1. 操作前将 INR 维持在治疗范围内。

2. 应用华法林患者，如果在内镜操作前 INR 超过了 3.5，应推迟内镜操作。

（四）DOAC

不建议停用 DOAC。

三、高出血风险或超高出血风险择期内镜操作

高出血风险择期内镜操作：息肉切除术，ERCP 乳头切开术 ± 球囊括约肌成形术，狭窄扩张术，静脉曲张注射或套扎术，经皮内镜下胃或空肠造口术，超声内镜细针穿刺抽吸，壶腹切除术。

超高出血风险择期内镜操作：内镜黏膜下剥离术，大息肉（＞2cm）内镜下黏膜切除术。

如果为急性冠脉综合征或经皮冠脉支架植入术后 6 周内，建议推迟内镜操作，尽量推迟至心脏事件 6 个月之后。如果内镜操作必须在 6 个月内完成，抗栓治疗的管理如下。

（一）单联抗血小板药物

1. 不推荐停用阿司匹林，超高风险操作除外。

2. 推荐操作前停 P2Y12 受体拮抗剂 5 天。

3. 推荐，一旦达到有效止血，应立即恢复 P2Y12 受体拮抗剂。

（二）双联抗血小板药物

1.除了超高危操作需要停用两种抗血小板药物，推荐操作前停用 P2Y12 受体拮抗剂 5 天，并继续服用阿司匹林。

2.推荐，一旦达到有效止血，应立即恢复 P2Y12 受体拮抗剂。

（三）华法林

1.推荐操作前停华法林 5 天。

2.对于血栓形成低危患者，推荐在 INR 低于 2.0 时行内镜操作。

3.对于血栓形成高危患者，推荐在 INR 低于 2.0 时给予肝素桥接治疗，再行内镜操作。

4.推荐，一旦达到有效止血，应立即恢复华法林。

5.对于血栓形成高危患者，推荐在内镜操作后给予肝素桥接治疗直至 INR 达到治疗范围。

（四）DOAC

1.推荐操作前停服 DOAC 至少 48 小时。

2.不推荐桥接抗凝治疗。

3.推荐，一旦达到有效止血，应立即恢复 DOAC。

中国住院炎症性肠病患者静脉血栓栓塞症防治的专家共识意见

［中华医学会消化病学分会炎症性肠病学组；
中华炎症性肠病杂志，2018，2（2）：75-82］

附录二

炎症性肠病（IBD）相关的并发症中，VTE 是一类相对不常见，但可显著增加 IBD 病死率的疾病。VTE 由深静脉血栓（DVT）和肺动脉栓塞（PE）两大类组成。DVT 是一类深静脉系统中血液异常凝集的疾病，以下肢 DVT 最为常见，还包括上肢深静脉、颅脑静脉窦等，另外腹腔内脏静脉血栓也是 IBD 合并 DVT 中值得关注的一类。DVT 形成后栓子游走至肺动脉可引发 PE。IBD 患者存在高凝状态、凝血机制及血小板功能异常，VTE 风险较健康人升高，且其风险与疾病活动密切相关。美国胃肠病协会（ACG）、欧洲炎症性肠病学会（ECCO）的指南推荐处于疾病活动期的 UC 患者应积极进行预防性抗凝治疗，加拿大胃肠病学会（CAG）制定了 IBD 患者 VTE 防治共识意见，指出 IBD 患者在疾病活动期或住院期间应积极开展预防性抗凝治疗。近年来，由于中国 IBD 发病率呈迅速增长趋势，2018 年中华医学会消化病学分会炎症性肠病学组提出中国住院 IBD 患者 VTE 防治专家共识意见。本共识意见分为 4 个部分，包括 IBD 患者合并 VTE 风险、VTE 筛查、VTE 预防、合并 VTE 治疗。推荐意见共 18 条。

一、IBD 患者合并 VTE 的风险

1. 中国 IBD 疾病人群合并 VTE 的风险高于普通人群。

2. 中、重度疾病活动是 IBD 患者发生 VTE 的重要危险因素。

3. 当 IBD 患者处于疾病活动期时，住院患者合并 VTE 风险高于非住院患者。

二、住院 IBD 患者合并 VTE 的筛查和诊断

4. 对住院 IBD 患者，建议首先进行 VTE 风险评估。

4.1 由于下肢 DVT 和 PE 在 VTE 中发生率较高且预后不良，故 VTE 的风险评估应首先针对下肢 DVT 和 PE 开展，推荐使用 Wells 评分对 IBD 患者中上述两类血栓的发生风险进行评估。

4.2 除下肢 DVT 和 PE 之外，IBD 患者也可能合并内脏静脉血栓，其风险评估目前尚无评分标准，建议结合临床症状开展评估。当出现疑似内脏静脉血栓症状，且无法完全以 IBD 疾病活动解释时，应警惕内脏静脉血栓的发生。

下肢 DVT 常表现为下肢疼痛、红肿、皮温升高等；PE 常表现为呼吸困难、胸痛、咳嗽、咯血等。内脏静脉血栓表现为腹痛、肝酶升高、肾区叩痛、上肢水肿等。对于这些患者，尽管无相关的评分指导，但一旦出现相关症状，也应视为患者血栓风险升高，建议对患者开展进一步筛查。

5. D- 二聚体是血栓前状态的指标，检测方法方便易行且应用广泛，建议将其作为住院 IBD 患者 VTE 筛查的常规项目，但需除外 IBD 所致升高及其他引起 D- 二聚体增高疾病。炎症活动、消化道出血时 D- 二聚体亦升高，D- 二聚体正常有助于除外 VTE。

6. 根据风险评估并结合 D- 二聚体，对 VTE 事件做进一步筛查。筛查方法包括血管超声、CT 血管造影等。采取的 VTE 筛查方法应根据各医院条件而定。

6.1 患者 Wells 评分为低风险，若同时 D- 二聚体为正常范围内，则血栓发生可能性较低，一般无需进行其他 VTE 筛查。

6.2 患者 Wells 评分为低风险，若同时 D- 二聚体升高，则应进一步开展血管超声、CT 血管造影等检查排除血栓诊断。

6.3 患者 Wells 评分为中、高风险，建议无论 D- 二聚体是否升高，均应开展血管超声、CT 血管造影等检查排除血栓诊断。

7. 当患者存在内脏静脉血栓疑似症状时，无论 D- 二聚体是否升高。均建议开展进一步 VTE 筛查。具体筛查方式应根据各医院条件而定，建议结合腹部血管超声、腹部增强 CT、CT 血管造影等方式。

三、住院 IBD 患者 VTE 的预防

8. 对住院 IBD 患者应开展 VTE 风险评估，并采取 VTE 预防措施。推荐使用 Padua 评分评估 VTE 发生风险。总体原则应遵循 2018 版《医院内静脉血栓栓塞症防治与管理建议》。

8.1 对处于疾病重度活动期的成年住院 IBD 患者，临床医生与患者及家属充分沟通后，建议在住院期间采取相应 VTE 预防措施。

8.2 对住院的重度 UC 患者，推荐常规进行预防性药物抗凝治疗，并应积极控制炎症。

9. IBD 患者因非 IBD 疾病活动而住院者，即使处于 IBD 缓解期，对于以下患者：40 岁以上、因急性发作的疾病（发病急、病情变化快、症状重）住院且卧床时间 ≥ 3 天，合并其他 VTE 危险因素者，在不违背本次住院急性疾病诊疗原则且排除禁忌的前提下，可酌情考虑预防性抗凝治疗并密切观察。高危因素包括：呼吸衰竭、COPD 急性加重、急性脑梗死、心力衰竭（NYHA Ⅲ / Ⅳ级）、急性感染性疾病、急性冠脉综合征、VTE 病史、恶性肿瘤、慢性肾脏疾病（肾病综合征）、遗传或获得性易栓症、肢体静脉曲张、中心静脉置管、雌激素或孕激素替代治疗、BMI > 30kg/m^2、年龄 > 75 岁等。

10. 对于住院 IBD 患者，无论是否处于疾病活动期，如将接受腹腔、盆腔等外科手术，在不违背围手术期处置原则的前提下，应开展围手术期预防性抗凝治疗，并密切观察。推荐使用 Caprini 评分指导围手术期预防性抗凝治疗的策略。总体原则应遵循 2018 版《医院内静脉血栓栓塞症防治与

管理建议》。

10.1 即将接受手术的 IBD 患者，其 Caprini 评分至少为 3 分，有药物抗凝指征，建议预防性药物抗凝治疗；若患者 Caprini 评分高于 3 分，建议手术住院期间在使用抗凝药物预防 VTE 的同时，加用机械预防。

10.2 Caprini 评分高于 3 分的患者，建议术后抗凝治疗持续 4 周。

Caprini 评分包括 40 余类不同的形成 VTE 的危险因素，用于评估 VTE 发生风险，并根据评分结果采取不同的预防措施，建议尽早活动、机械预防（0～1 分）；药物或机械预防（2 分）；根据 Caprini 评分，接受大手术的 IBD 患者的 VTE 风险评分至少为 3 分，因此均推荐药物预防性抗凝。行腹腔手术的 IBD 患者使用抗凝药物，其出血风险并未显著增加；但接受骨科手术的 IBD 患者中，出血风险会增加。接受盆腔、腹腔等外科手术的 IBD 患者，若存在其他 VTE 危险因素，如既往 VTE 病史、家族史、肿瘤病史等，推荐使用抗凝药物的同时加用机械预防。

11. 对于计划行剖宫产的妊娠 IBD 患者，推荐住院期间使用抗凝药物（产后出血者慎用）。合并 VTE 危险因素的患者建议延长预防性抗凝治疗至产后 6 周。最终的围产期抗凝策略应与产科医生协商后决定。IBD、住院和妊娠均是 VTE 的危险因素，推荐行剖宫产的妊娠 IBD 患者在住院期间使用抗凝药物预防 VTE，但产后出血者慎用。

12. 预防性抗凝治疗主要包括药物抗凝和机械预防，其中抗凝药物推荐低分子量肝素、低剂量普通肝素或磺达肝癸钠。不推荐抗血小板药物如阿司匹林、氯吡格雷代替上述药物用于预防性抗凝治疗。推荐使用间歇性充气加压进行机械预防，若无条件使用间歇性充气加压，可次选人工被动活动、过膝加压弹力袜等。

12.1 使用药物预防性抗凝前应评估患者出血风险。活动性大出血、失血性休克、严重凝血功能障碍是药物抗凝治疗的绝对禁忌证；出血导致的血红蛋白明显下降、需要输血等是药物抗凝治疗的相对禁忌证，此时应严格评估利弊，谨慎使用药物预防 VTE。

12.2 对合并严重消化道出血的患者，或者可能发生活动性大出血、失血性休克、血红蛋白短期内明显变化、需要输血的患者，推荐仅使用间歇性充气加压进行机械预防。若无条件使用间歇性充气加压，可次选人工被动活动、过膝加压弹力袜。当胃肠道出血症状减轻或得到控制、血流动力学稳定后，推荐及时改为药物预防性抗凝治疗。药物使用推荐选用以下三种之一：低分子量肝素、低剂量普通肝素或磺达肝癸钠。药物具体使用方法参考我国《内科住院患者静脉血栓栓塞症预防的中国专家建议》，在药物预防性抗凝过程中注意监测出血风险。新型口服抗凝药物如直接 Xa 因子抑制剂（如利伐沙班）用于 VTE 预防仍缺乏足够证据，因此不推荐。在出血风险高危的患者中不推荐药物性抗凝，此时建议换为机械预防。

13. 对既往无 VTE 病史、VTE 风险评估为低危的青少年住院 IBD 患者，由于 VTE 发生率低，即使处于疾病重度活动期，不常规建议药物预防性抗凝治疗。

四、住院 IBD 患者合并 VTE 的治疗

14. 住院 IBD 患者合并 VTE 的治疗应遵循中国《深静脉血栓形成的诊断和治疗指南》。首选低分子量肝素联合维生素 K 拮抗剂作为深静脉 VTE 的治疗药物。与血管外科、介入科等合作决定是否联合手术、介入治疗。

15. 确诊为急性内脏静脉血栓的 IBD 患者，若有相关症状，则推荐抗凝治疗；若无症状，建议与血液科讨论，必要时抗凝治疗。

16. 合并 VTE 的 IBD 患者，包括有症状的内脏静脉血栓患者，其抗凝治疗疗程应结合患者 IBD 活动性考虑，并兼顾是否合并可逆的 VTE 危险因素。

16.1 疾病活动期初发 VTE 的住院 IBD 患者，应至少药物抗凝治疗至 IBD 缓解后 3 个月，甚至长期使用抗凝药物。

16.2 疾病缓解期初发 VTE 的住院 IBD 患者，若无其他 VTE 危险因素，建议长期药物抗凝治疗，并定期（推荐 3 个月）随访调整抗凝策略。

16.3 疾病缓解期初发 VTE 的住院 IBD 患者，若存在与 IBD 无关的、可逆的 VTE 危险因素，药物抗凝治疗应不少于 3 个月，且至少持续治疗至危险因素解除后 1 个月。

17.IBD 患者若在住院期间发生 VTE，通常无需常规检测是否存在遗传、获得性易栓症（如蛋白 S、蛋白 C、抗凝血酶活性、抗磷脂抗体谱测定等）。但若医院有条件，可在保证 VTE 防治的基础上积极寻找 VTE 形成的潜在基础疾病，如上述遗传、获得性凝血功能异常等。

18. 青少年 IBD 患者合并 VTE 的防治策略应参考相关指南，并与儿科医生共同制定。